口腔保健活動の現状と展開

現場レポート―福岡県からひろがる取組み

竹原直道 編

海鳥社

はじめに

私が働いている福岡県立九州歯科大学は大正三（一九一四）年、私立九州歯科医学校として創立されました。歯学の学校が全国で数校しかない時代、大阪以西では九州歯科医学校しかありませんでした。以来八九年、九千人近い卒業生を送り出し、西日本の歯科医療にはたした九州歯科大学の役割はとても大きなものがあります。

私は大学では予防歯科学という講座を担当しています。予防は、医療のなかで治療と車の両輪をなす重要な部分です。治療と予防はどちらが欠けても困ります。しかしこれまでの医療はどちらかというと治療中心に行われてきました。二一世紀を迎えた今日、治療中心の考え方を予防中心に転換させる動きが活発になってきました。この流れを、お題目に終わらせないためにも、歯科分野での予防の重要性をアピールしていきたいと思います。

福岡県は医学の先進県でした。福岡県内の医学部といえば、もちろん九州大学医学部があります。九州大学医学部は、創立された明治三六（一九〇三）年当初は京都帝国大学福岡医科大学といいました。名前だけ聞くと京都大学の分校としてスタートしたのかと思われますが、当時、単科大学は認めないという学制によってこうなったものです。この九州大学医学部は、東中洲にあってその後千代松原に移転した福岡県立病院を母体としていました。当時の福岡県立病院は、なかなかレベルの高い病院だったそうです。

福岡県は、予防医学の分野でも先駆者である、貝原益軒を生んでいます。益軒は八三歳の時に書いた『養生訓』(1)のなかで、歯と口の健康法について何度も言及しています。益軒はこのなかで、自分の歯が丈夫で一本も抜け落ちていないと誇っています。「8020」※どころではないのです。こんなにも歯が丈夫で元気だった益軒も最愛の妻を亡くすと、後を追うように逝ってしまいました。歯も大事だが心はもっと大事ということでしょう。

このように私たちの住む福岡県は医学の先進県であり、予防医学の先進県でした。これは、歯科分野でも言えることです。今回福岡県で行われた8020調査に先駆けて、すでに昭和三年には、福岡県歯科医師会の主導で県内の八八歳以上の高齢者の歯科調査が行われています。(2)このことは九州歯科医学校の創立とともに福岡県が口腔保健分野で、全国の先駆けだったことを示しています。

さて、先人の業績には及ぶべくもありませんが、私の所属する予防歯科学講座もここ十数年、口腔保健分野での臨床、教育、研究でそれなりの成果をあげてきたと自負しています。研究分野での成果は、大学人のルールとして国際学術雑誌に発表するよう心がけてきました。それはささやかな成果でしたが、口腔保健分野の研究の発展にとっていくつかの重要な貢献をしたものと思っています。

一方私たちの大学は県立大学であるという性質上、納税者である福岡県民に私たちの活動を報告するという義務があります。しかしながら私たちは、この県民へのお知らせ、情報の発信がまったく不十分だったと反省しています。この反省のうえにたって、本書は福岡県民の皆様に私たちのささやかな活動と成果をご報告したいとの意図によって編集しました。私たちの講座以外にも口腔保健活動を行っている何人かの方々に寄稿をお願いしています。当初、講座の名前で編集しようとしましたが、諸般の事情により、私、竹原が編集者としてとりまとめることになりました。従って、本書の内容の不十分なところや記載の誤りについてのすべての責任は私にあります。不十分なところは多々あると思いますが、ぜひご一読のうえ、ご意見をお寄せいただければ幸いです。

二〇〇二年九月一日

竹原直道

（1）貝原益軒『養生訓』講談社学術文庫、一九八二年。
（2）福岡県歯科医師会『昭和御大典記念高齢者口腔調査』一九三二年。
※「8020」、「8020調査」、「8020運動」とは八〇歳で自分の歯を二〇本以上保つことを目標とした歯の健康づくりを推進していく運動。

口腔保健活動の現状と展開◉目次

現場レポート―福岡県からひろがる取組み

本書における口腔保健活動報告分布図

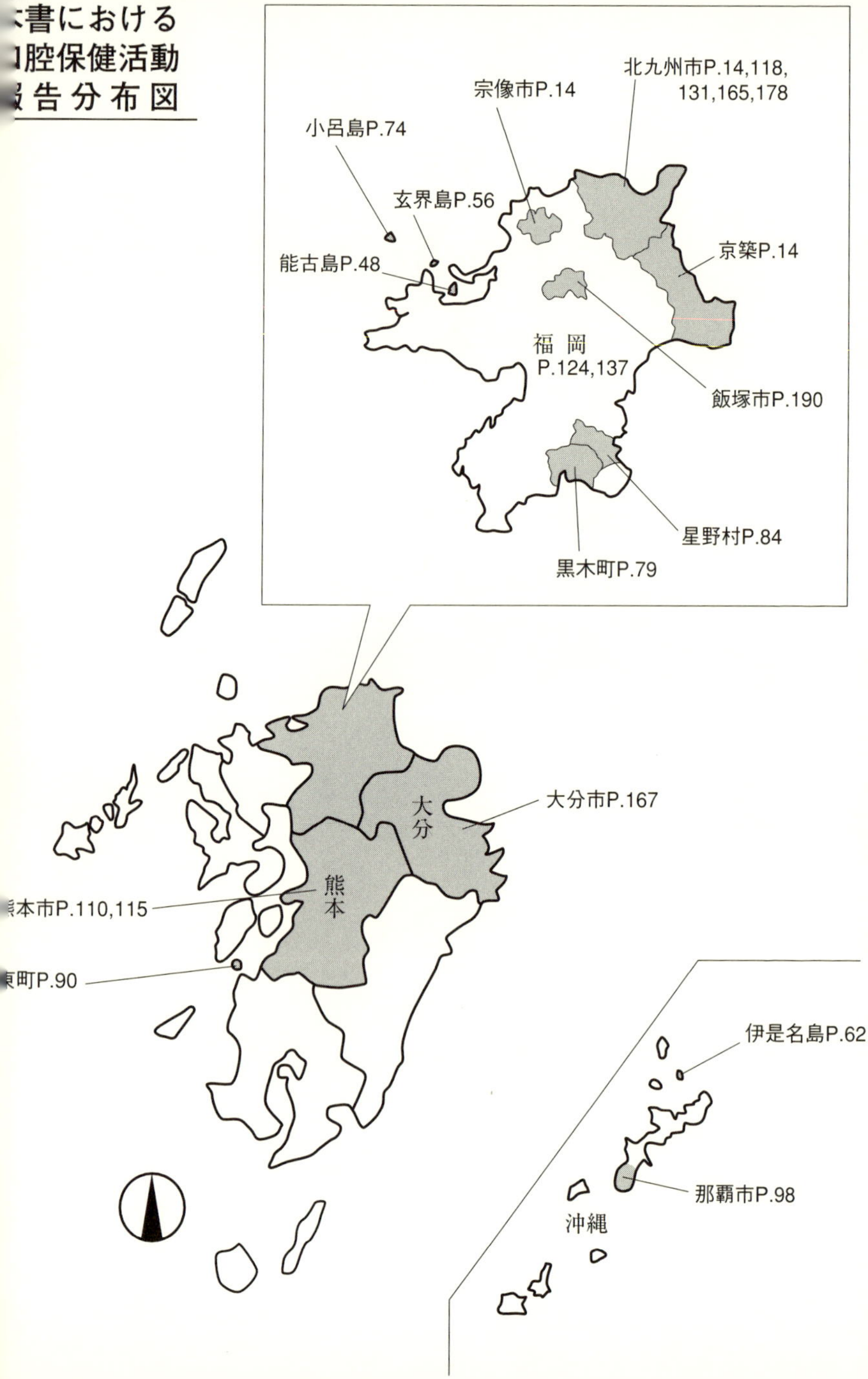

第3章 地域歯科保健――私たちの取り組み

第4章 行政の現場から

第6章　口の病気をめぐって

第7章　地域でのリスク診断システムの確立を目指して

第1章

8020調査からみえてきたこと

福岡県はトップグループだった

花田信弘

八〇歳で二〇本の歯を残そうという「8020運動」の提唱から一〇年以上が経過した。歯を残すことの大切さは感覚的には受け入れられているが、これまで八〇歳高齢者の口腔と全身の健康状態の実態がつかめていなかったため、8020運動の重要性を示す科学的な根拠は十分ではなかった。そこで、八〇歳高齢者の口腔および全身健康状態の実態を把握し、「歯の多い人は健康か」や、「よく噛める人は健康か」といった仮説を検証するために、全国四つの県で調査（通称「8020データバンク調査」）を行った。この調査は、厚生科学研究「高齢者の口腔保健と全身的な健康状態の関係についての総合研究」の一環として実施したものである。

調査対象

平成九年九月～一〇年一一月に、岩手・福岡・新潟・愛知の四県（二四市区町村）で実施し、対象者の年齢は七〇歳（昭和二年生まれ）と八〇歳（大正六年生まれ）であった（表1）。

（1）岩手・福岡・愛知各県の調査方法

住民台帳に基づく悉皆《しっかい》（全数）調査。対象は大正六年生まれのみである。健診会場に出向けなかった人については、歯科医師による訪問健診を実施した（表2）。

（2）新潟県の調査方法

サンプリング調査（七〇歳と八〇歳）を行った。あらかじめ行った質問紙調査における健診参加希望状況などをもとにサンプリングを行い、訪問健診は実施しなかった（表2）。

表1　調査を行った市町村の一覧

県	市町村
岩手県	盛岡市，雫石町，葛巻町，岩手町，西根町，玉山村，紫波町，矢巾町，安代町
福岡県	北九州市（戸畑区），行橋市，豊前市，宗像市，苅田町，勝山町，豊津町，築城町，新吉富村
愛知県	岡崎市，常滑市，南知多町，田原町，渥美町
新潟県	新潟市

8020調査の概要

（1）健診参加者数

合計人数は一九六二名（健診会場一六五〇名、訪問三一二名）、男女比は一対一・七、各県ともほぼ一定で、

表2　健診受診者数と受診率

県			岩手	福岡	愛知	計	新潟		総計
調査方法			悉皆調査（全数調査）				サンプリング調査		
調査対象年齢			80歳				80歳	70歳	
受診者数	健診会場来場	男	250	277	108	635	75	306	1016
		女	416	420	179	1015	88	294	1397
		計	666	697	287	1650	163	600	2413
	訪問健診	男	50	33	14	97			97
		女	98	97	20	215			215
		計	148	130	34	312			312
	合　計	男	300	310	122	732	75	306	1113
		女	514	517	199	1230	88	294	1612
		計	814	827	321	1962	163	600	2725
受診率	健診会場来場者のみ		70.6%	54.4%	52.0%	59.4%			
	全　体		86.2%	64.5%	58.2%	70.6%			

全国人口統計（平成九年一〇月：六二・五％）と同じであった。

（2）受診率（健診参加率）

全体……健診会場来場者のみでは五九％、訪問健診を含むと七一％であった。

県別比較……岩手県の八六％が最高で、以下福岡県（六五％）、愛知県（五八％）の順である。市町村単位でみた受診率の範囲は四五～九四％で町村部のほうが都市部よりも高かった（表2）。

（3）現在歯数（残っている歯の数）

現在歯数の平均は男性七・九本、女性四・九本、男女合わせると六・〇本であった。男性の方が歯の数は多かった。県別調査結果では、男女とも福岡県が最も優れていた。中央値は、男女合計で一本であった（図1、

図1　地区・性別にみた現在歯数

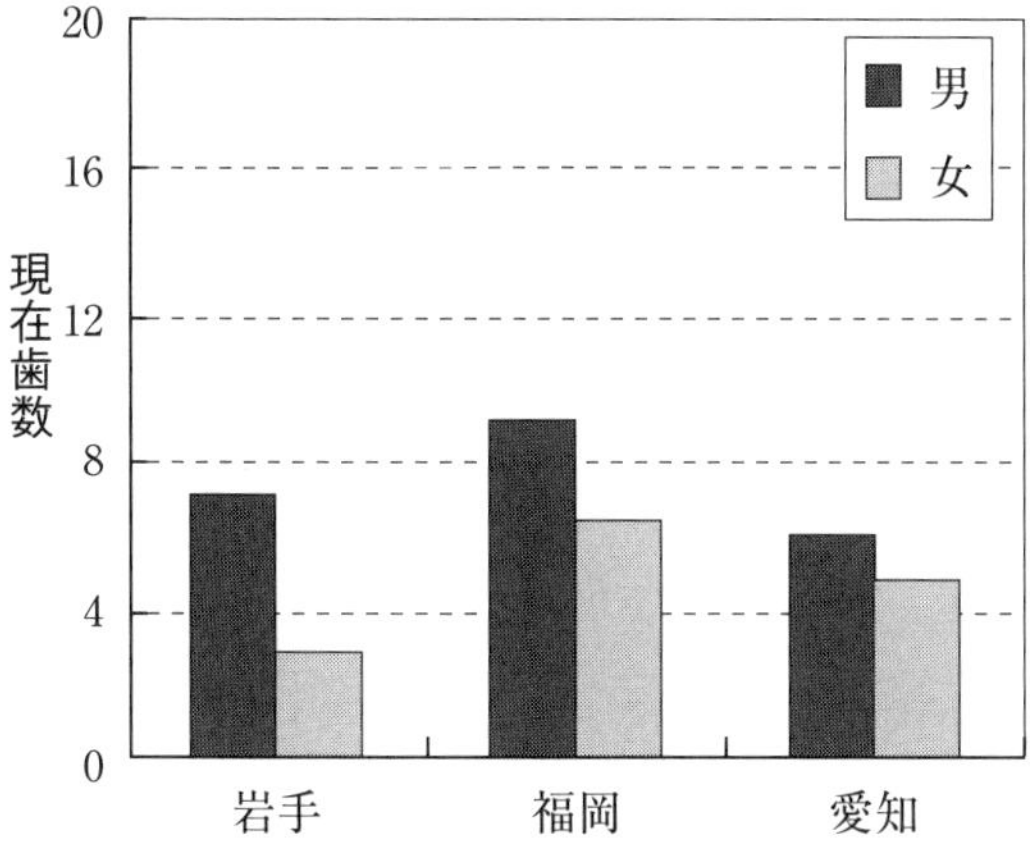

図2　現在歯数の分布

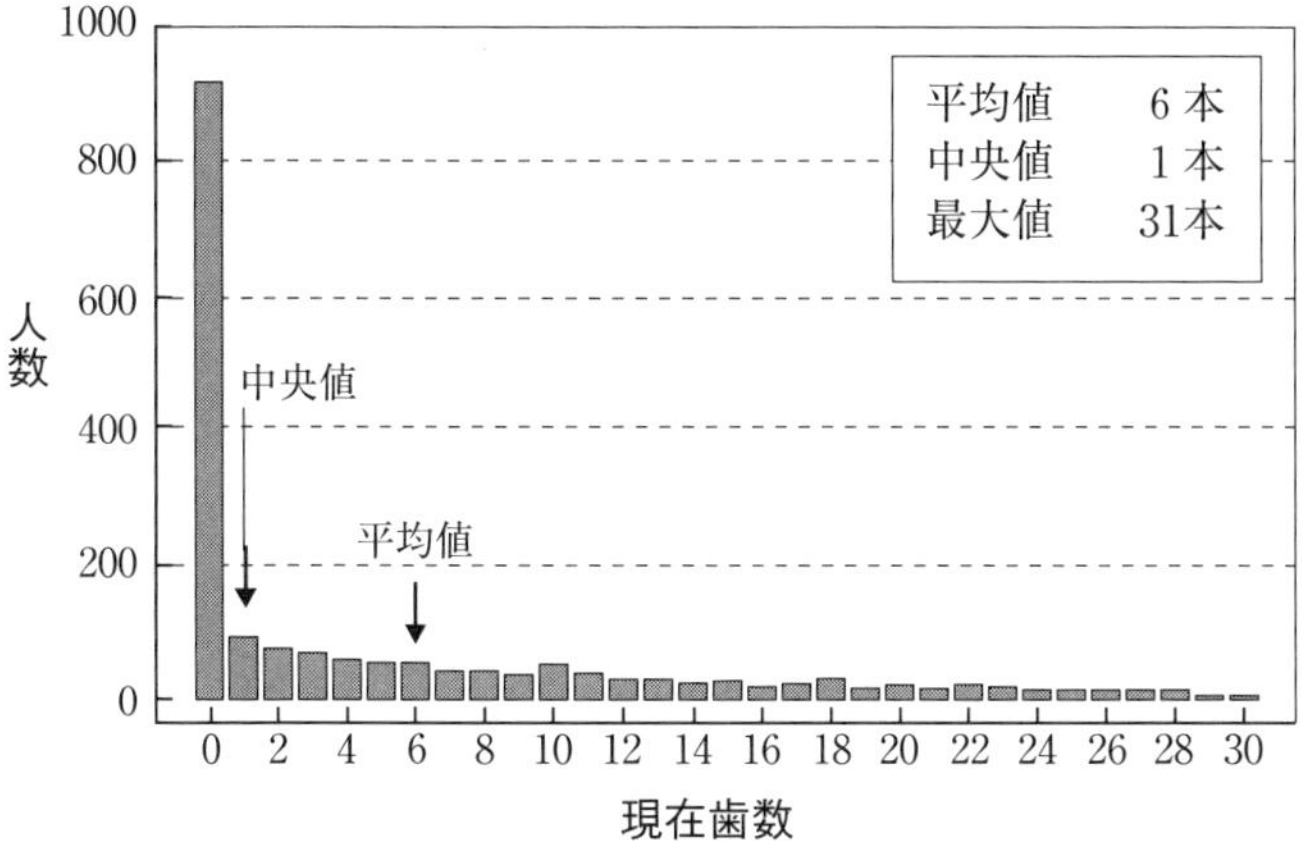

図3　多数未処置歯保有者（10歯以上）の比較

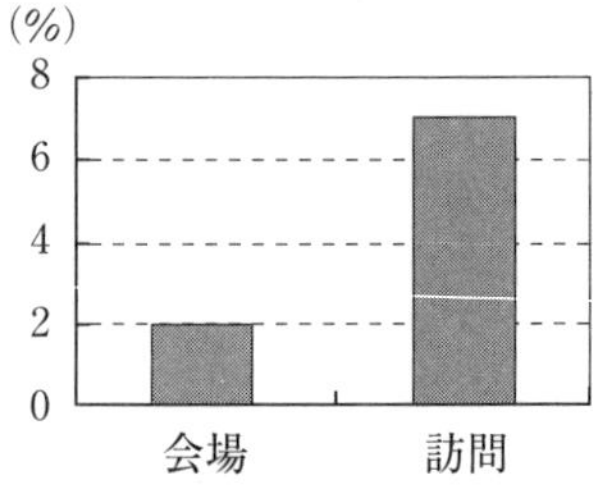

図4　総義歯が必要な者の割合

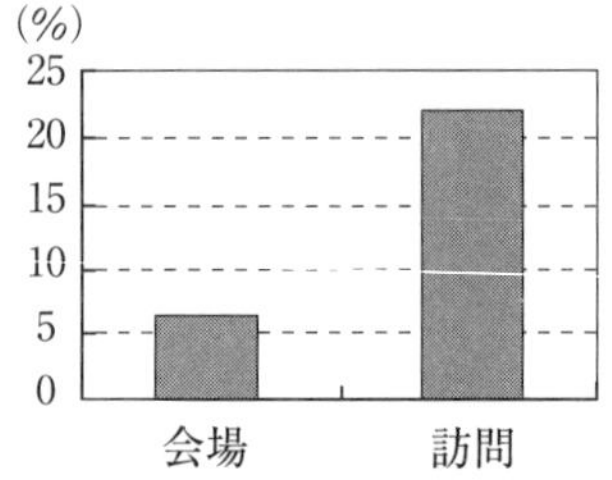

2)。

二〇本以上の歯を保有している者の割合は、一〇%（男＝一六%、女＝七%）であった。また歯のない者は、四六%（男＝三九%、女＝五一%）であった。健診会場に来場した者と訪問健診を行った者の間で歯の数を比較すると、「訪問」よりも「会場来場者」のほうが多かった。

多数のむし歯を有する者は、「会場来場者」よりも「訪問」のほうが多かった（図3）。義歯が必要と判定された者の割合は、「会場来場者」よりも「訪問」のほうが多かった（図4）。

次に市町村規模別に比較してみると、歯の数は町村部よりも都市部のほうが多く、歯のない者の割合は町村部で高く、二〇歯以上の歯を残している8020達成者の割合は都市部で高かった（図5）。

市町村別比較では約九倍の市町村格差があり、最も歯の数が多かったのは福岡県宗像市、第二位は福岡県北九州市（戸畑区）、第三位は福岡県豊津町であった（図6）。

図5　市町村規模別にみた歯のない者と
　20歯以上保有者の割合

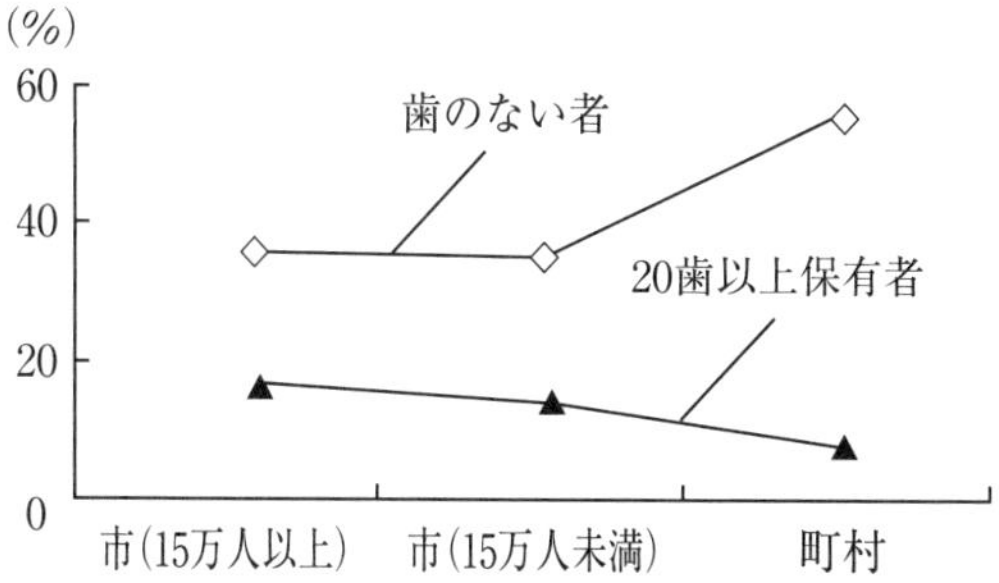

図6　各市町村別にみた1人平均現在歯数

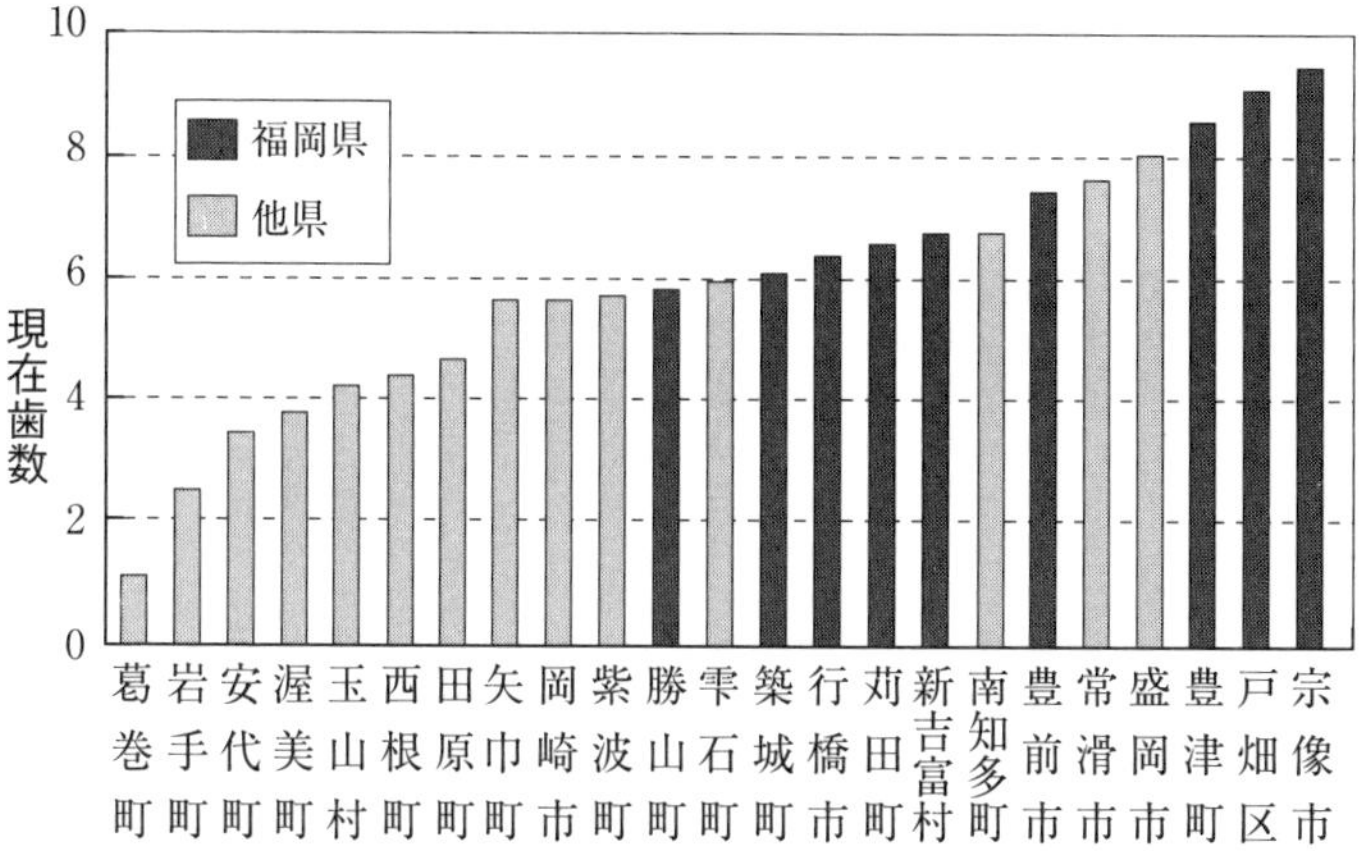

歯科医師密度別比較……歯科医師が少なかった市町村では現在歯数が少ない傾向が認められた。

（4）むし歯と歯周病

むし歯があるのに適切な処置をせずに放置している者の割合は高く、歯が一本でも残っている者の六六％が放置しており、そうした者の歯の数は一人平均三・三本であった。歯が残っている者のうちの七四％に歯周病がみられた。

（5）義　歯

義歯が必要な者は、全体の二割強認められ、そのうち一割弱の者は総義歯が必要であることがわかった。咀嚼《そしゃく》能力については男性二九％、女性二〇％の者が良好であった（山本式総義歯咀嚼能率判定による）。

8020調査からわかったこと

八〇歳高齢者の歯の健康状態に関しては、福岡県はトップグループだった。歯が多く残っている市町村の上位三つまでが福岡県であった。8020データバンク調査結果はこれまでの福岡県の歯科情況が他県に比べて優れていたことを示唆している。しかし、総義歯を必要としている者がいたり、未処置のむし歯を放置している者の割合が多いなど、まだ歯科の対応が十分とはいえない。

八〇歳高齢者の口腔健康状態と全身健康状態の関連をみると、「残っている歯の数の多い人は健康状態が良好」、「よく噛める人は健康状態が良好」という仮説はおおむね支持され、８０２０運動がこれからの高齢社会の健康づくりにとって必要であることが確認できた。

８０２０は健康を測るバロメーターか

安細敏弘

八〇歳高齢者を対象にした口腔と全身に関する健康調査は、全国四県で行われ、得られたデータは現在８０２０データバンクを構築するための重要な資料として８０２０推進財団で管理されている。ここでは、福岡県内の九市町村に在住する大正六（一九一七）年生まれの八〇歳高齢者約一三〇〇名の方々から得られた貴重なデータを科学的に検討した結果、どんなことがわかったのか、わかりやすくまとめた。

八〇歳高齢者の歯の数と健康

健診に来られた高齢者は八〇歳という同じ年齢にもかかわらず、一人で会場まで歩いて受診された方、また一人で歩くには不安があるので家族や付き添いの人と一緒に受診された方、または車イスに乗って付き添いの人と受診された方などさまざまであった。健診時

表3　80歳高齢者の歯の数と8020達成率

	歯の数（本）	歯のない人の割合	8020達成率
一人で会場に来た人	8.1	34%	16%
一人で来られなかった人	5.8	44%	10%

の健康状態が良くない人も、若いときには全員しゃんと歩き、通常の運動は簡単にできたはずである。興味深いことに会場まで一人で歩いて受診した高齢者の口のなかを調べると、一人で会場に来ることができなかった高齢者に比べて、明らかに多くの歯を有しており、歯のない人の割合も明らかに少ないことがわかった[1]（表3）。

八〇歳高齢者と咀嚼

会場まで一人で歩いて受診した高齢者においては予想通り、８０２０を達成している人の割合が多く、一六％程度であり、対象者全体でも一四％の達成率を示した[1]（表3）。この数字は今回の八〇歳者の調査全体（全国四県）における８０２０達成者率が一〇％であることを考えると、高い値といえる。

また、元気に自立した生活を送っている八〇歳高齢者では、食事の際に無理なく咀嚼できる食材の数も多いことが認められた。残存している歯の数でみると、二〇本以上が自分の歯である場合には約八割の人が通常の食材は何でも咀嚼できることがわかった[1]。満足な食生活を営むには二〇本以上の歯が必要ということになる。

歯の欠損を放置しておくと……

満足に咀嚼して円滑な食生活を送るためには、二〇本の歯を維持することが大切であることはすでに述べた。しかし、歯が二〇本未満で入れ歯を入れていない人は、入れている人に比べて通常の食材を咀嚼できなかった[1]。逆に言うと、歯がなくてもきちんと入れ歯を入れれば、二〇本以上歯を残している人の咀嚼力には及ばなくとも、一定の咀嚼力の改善効果が期待できるということである。才籐栄一氏らは、適合の良い入れ歯を適切に使うことによって咀嚼能力が回復し、生活の質（QOL:Quality of Life）の改善につながると述べている[2]。二〇〇〇年から始まった国のプロジェクトである「健康日本21」でも歯の喪失予防の重要性を指摘し、改善するための方針を立てている。

八〇歳高齢者の運動機能

今回の調査では、いくつかの運動機能についても調べた。例えば、握力や片足でどれくらい立っていられるかを調べる開眼片足立ち、脚の筋力を測定する脚伸展力および敏捷性の検査である。その検査結果によると、運動機能が正常な高齢者ほど歯の数も多く、した

表4　80歳高齢者の歯の数と運動機能

	歯の数(本)	8020達成率	骨密度
運動機能が良好な人	10	22%	68.5
運動機能が良好でない人	7	10%	64.0

がって8020を達成している人の割合も多かった。さらに運動機能が正常な高齢者では咀嚼力と骨密度についても明らかに高いことが判明した[1](表4)。こうしたことから、口腔内の状態が良好であるほど、身体的にも自立していることが裏付けられた。

これまでみてきたように口腔内の状況が良好であることは、歯や歯肉が健康であるというだけでなく、全身の健康状態や咀嚼力さらには運動機能まで密接に関連していることがおわかりいただけたであろうか。また歯が残っているといっても、二〇本以上残っていることが大切な要因になっている。すなわち、8020は健康のバロメーターとなるのである。しかし、十分留意しておかなければならないことは、8020は一朝一夕では達成できないということである。

今回の調査でわかった、興味深いことをもう一つ。それは、口腔に対する健康意識が高い人ほど歯の数が多く認められたということである。若いときから口の健康について高い意識を持ち、良い健康習慣を持つことが、将来の健康ひいては寿命を延伸することにつながるのである。

八〇歳で二〇本以上の歯を残すと心臓病になりにくいか

高田　豊

一般に「虚血性変化《きょけつせい》」といわれる異常Q波、ＳＴ低下、Ｔ波異常などの異常な心電図所見がある人は、心筋梗塞や心臓死、急死を起こしやすいことが知られている。ここでは、歯が多く残っている者ほど心電図の異常が少ない、すなわち心臓病にかかりにくいということについて話をする。

全身の一般検査の結果

八〇歳高齢者の平均血圧は、一五一／七九㎜Hg、空腹時血糖＝一二二㎎／dL、コレステロール＝二〇六㎎／dL。喫煙している者の割合は全体の一二・九％、ＢＭＩ（肥満度）＝二二・七㎏／㎡であった。八〇歳高齢者の平均血圧と血糖は若い人に比べて明らかに高い値であった。

心電図の結果

心電図は、福岡県九市町村の八〇歳の六九七名中、六六一名で記録され、そのうち一五三名（二三％）が正常であった。平均心拍数は七〇・六回／分あった。主な心電図の異常所見は、ST低下六三名（一〇％）、T波異常（陰性T波か平低T波）一九九名（三一％）、異常Q波は七八名（一二％）であった。これらST低下、T波異常、異常Q波いずれかの心電図異常頻度は二四四名（三八％）であった。不整脈関連では、心室性期外収縮一七名、心室性期外収縮頻発一二名、心室性頻拍ショートトラン三名、多源性心室性期外収縮四名、上室性期外収縮三九名、上室性期外収縮頻発二三名、心房細動二七名などが主な所見で、不整脈全体では一六六名（二六％）であった。これらの心電図異常所見は若い人たちと比べると明らかに高い割合であった。

残存歯数（残った歯の数）と心電図所見との関連

（1）残存歯数と心電図異常所見との関係

表5Aの結果から、二〇本以上の多数残存歯群に比べて一九本以下の少数残存歯群ではST低下、T波異常、ST低下かT波異常か異常Q波、いずれかの異常所見頻度が多いことが統計分析によって明らかになった。表右側の相対危険率（ロジスティック回帰分析）

表５　残存歯数と心電図所見との関係

Ａ：残存歯数群別の異常心電図所見頻度

	19本以下群	20本以上群	相対危険率
ＳＴ低下	10.8%*	4.0%	0.3*
Ｔ波異常	32.9%*	18.8%	0.4*
異常Ｑ波	12.1%	11.9%	0.7
不整脈	26.9%	18.8%	0.7
ＳＴ，Ｔ，Ｑ	39.7%	26.7%	0.4*

相対危険率：19本以下残存歯数群の心電図異常所見頻度を１としたときの，20本以上残存歯数群の心電図異常所見頻度に対する相対危険率（ロジスティック回帰分析）

＊統計学的に関連が強いことを示す（以下同じ）

Ｂ：残存歯数20本以上群の心電図異常所見頻度を１としたときの各歯数群別の心電図異常所見に対する相対危険率

	無歯（0本群）	1～9本群	10～19本群	20本以上群
ＳＴ低下	3.1	3.0	4.3*	1
Ｔ波異常	2.1*	2.4*	3.3*	1
異常Ｑ波	1.0	1.7	1.7	1
不整脈	2.1*	1.4	1.2	1
ＳＴ,Ｔ,Ｑ	2.0*	2.4*	3.4*	1

は、性別、喫煙、歯ブラシ使用の有無、歯科医師への定期通院の有無、血清コレステロール値、血糖値、血圧測定値、ＢＭＩ値（肥満度）で補正した結果であるが、やはり一九本以下の少数残存歯群に比べて二〇本以上の多数残存歯群では、ＳＴ低下、Ｔ波異常がそれぞれ〇・三倍、〇・四倍と少なかった。ＳＴ低下、Ｔ波異常、異常Ｑ波のいずれかの異常所見も二〇本以上の多数残存歯群が一九本以下の少数残存歯群よりも〇

・四倍と少なかった。

同様に、性差、喫煙、歯ブラシ、定期的な歯科医院通院、コレステロール、血糖、血圧、BMIで補正した分析でも（表5B）、ST低下所見が二〇本以上の多数残存歯群に比べて、一〇～一九本群で四・三倍と多かった。T波異常所見も一〇～一九本群で三・三倍、一～九本群で二・四倍、無歯群で二・一倍とそれぞれ高頻度だった。不整脈の頻度も二〇本以上群に比べて無歯者では二・一倍と多かった。[3]

C：残存歯数と心電図ＳＴ低下異常所見との関係への入れ歯使用による影響

残存指数	入れ歯使用の有無	ＳＴ低下相対危険率
20本以上群		1
1～19本群	入れ歯使用なし	5.9*
	入れ歯使用あり	2.6
無歯（0本）群	入れ歯使用なし	10*
	入れ歯使用あり	

（2）残存歯数と心電図異常所見との関係に与える入れ歯の効果

さらに入れ歯の使用と心電図異常所見との関連を検討した（表5C）。二〇本以上残存歯がある多数残存歯群に比べて、歯が全くなく（無歯）入れ歯も使用していない人は、一〇倍も心電図のST低下所見が多く見られた。しかし、無歯者でも入れ歯を使用している人ではST低下所見が三・五倍と比較的少なかった。ST低下の心電図異常所見は、残存歯一～

一九本の群でも二〇本以上の残存歯者に比べて、入れ歯非使用者は五・九倍であったのに比べて、入れ歯使用者は二・六倍と比較的少なかった(4)。

(3) 残存歯数と心拍数の関係

残っている歯の数と心拍数は負の関係にあり、残存歯が少なくなると心拍数は多く(頻脈)、残存歯が多くなると心拍数が少なく(徐脈)なった。男女別に解析しても、性別に関係なく残存歯数と心拍数には負の関係が認められた。

歯の数と心臓病は関係があるか?

福岡県の八〇歳高齢者を対象とした本研究結果から、八〇歳で二〇本以上の歯を残した人は、一九本以下に歯が少なくなった人よりも明らかに心電図のＳＴ－Ｔ異常や不整脈の頻度が少ないことがわかった。心電図のＳＴ低下やＴ波異常の所見は一般に虚血性変化といわれ、これらの虚血性異常心電図所見がある人は心筋梗塞などの心臓病を起こしやすく、いずれの原因にせよ死亡しやすいことが知られており、二〇本以上の歯を維持している八〇歳の人は心筋梗塞などの心臓病を含む各種心臓血管病の発症が少なく、長寿になると予測される。八〇歳で二〇本以上歯を残そうとする「８０２０運動」が、単に咀嚼、栄養などの面からだけでなく、我が国の死因第二位である心臓病を予防して健康な長寿をもたらすことにつながる可能性を示している。

さらに、入れ歯を使用するとST低下の心電図異常所見が減少するという結果から、すでに歯がない、または歯が一〜一九本しかない高齢者でも、入れ歯を使用すれば心臓病の予防に寄与できる可能性もある。

本研究で、残った歯数が少ないと心拍数が増加し頻脈になる傾向が示された。心拍数の増加も心血管病死の予知因子であることが知られているので、この結果も、ST低下、T波異常と現在歯数との関係の結果と同様に、八〇歳で多くの歯を保つことが心血管病の発症を減らし、長寿に貢献できるかも知れないことを示している。

結論

本研究から、八〇歳の超高齢者で二〇本以上の歯を残すことが、咀嚼を改善するだけではなく、我が国の死亡原因疾患第二位である、心筋梗塞などの虚血性心臓病発症を予防し、健康で生活の質の高い理想的な長寿へ導く可能性を示した。さらに、歯がない人や残った歯が少ない人でも、入れ歯を使用すれば虚血性心臓病にかかる危険性が低くなることをも示す結果となった。

この研究が、他の地域住民ではなく福岡県民を対象にしたものであることから、福岡県民の方々のために直接この研究結果と結論を採用することができ、福岡県民の口腔保健、生活の質、健康の促進と長寿のために大きく寄与するものであると確信する。

結語

八〇歳で二〇本以上の歯を残すか、入れ歯を使用すると心臓病になりにくい。

八〇歳高齢者の肥満と血圧の関係

松村　潔

肥満は、高血圧、糖尿病、高脂血症と合併しやすく、これらは脳卒中あるいは心筋梗塞などの心血管疾患の重要な危険因子となる。これまで行われた種々の疫学研究から、若中年者では肥満度が大きいほど血圧が上昇しやすいことが知られている(5)。

一方、日本においては社会環境の改善あるいは医療技術水準の進歩などにより、急激に人口の高齢化が進んできている。従来の疫学研究では、主に若中年者あるいは八〇歳未満の高齢者を対象としており、最近急増している八〇歳以上の高齢者に対して、どのような医療を提供すべきか、結論がでていない点も多い。

一般的に、収縮期血圧(俗にいう「上の血圧」)は加齢とともに直線的に上昇するが、拡張期血圧(「下の血圧」)は動脈硬化のため六〇歳頃をピークとして逆に低下する。したがって高齢者では、収縮期血圧は高いが拡張期血圧は正常である、いわゆる収縮期高血圧という状態になりやすく、若中年者の血圧と同列に考えることはできない。さらに、八〇歳以上の高齢者では、ともに心血管疾患発症のリスクとなる高血圧と肥満との間に関係があるか否か明らかにされていない。

ここでは、福岡県の８０２０調査のデータをもとに、八〇歳高齢者の血圧と肥満度の関係について話をする。

一般に肥満度は比体重（BMI : body mass index）として表す。これは体重（kg）を身長（m）の二乗で割った値であり、肥満度の指標として頻用される。例えば、身長が一六〇cm、体重が六〇kgの人であれば、60（kg）÷1.6（m）²＝23.4（kg／m²）であり、ＢＭＩは二三・四となる。一般に一八・五〜二五を正常範囲（日本肥満学会および世界保健機構判定基準）とし、値が大きくなるほど肥満度が高いことを示している。血圧は自動血圧計を用いて座位で測定した。

肥満度と血圧の関係

ＢＭＩの値により、全対象者をほぼ等人数となるように五つの階級、すなわち、ＢＭＩが一九・七以下、一九・八〜二一・五、二一・六〜二三・一、二三・二〜二五・三、二五・四以上の五つの階級に分けて、それぞれの血圧の平均値を算出した。図7の上段に収縮期血圧の、下段に拡張期血圧の結果を示す。収縮期血圧、拡張期血圧ともＢＭＩが増加するにつれて直線的に血圧の上昇を認めた。言いかえれば、肥満度が高くなるほど血圧が上昇していることを示している。この関係は、男女に分けて解析しても、ほぼ同様の結果であり、性差は少ないと思われた[6]。

次に、これらの関係に与えるほかの要因の影響を明らかにするために、血圧に影響を与えると考えられる血清総コレステロール、血清クレアチニン、血糖、性差、飲酒習慣、喫煙習慣の因子を統計学的に検討した。これらの因子を考慮しても、収縮期血圧および拡張期血圧ともにＢＭＩと正の相関関係を認め、八〇歳高齢者においても体重増加が血圧値を規定する重要な因子の一つであると考えられた[6]。

一方、今回の検討では、全対象者の七一％（四五九名）で、服薬調査が可能であった。降圧薬服用者が、図７に示す各ＢＭＩ群とも二〇％前後含まれていたため、前述した結果に、降圧薬服薬が影響している可能性も否定できなかった。そこで、降圧薬未服薬が確認されている三六七名のみを対象として再度、血圧とＢＭＩとの関係を検討してみたが、結果はほぼ同様であった。すなわち、降圧薬内服が図７の結果に与えた影響は少ないと考えられた[6]。

図７　肥満度（BMI）を５段階に分けた時の収縮期血圧と拡張期血圧の平均値

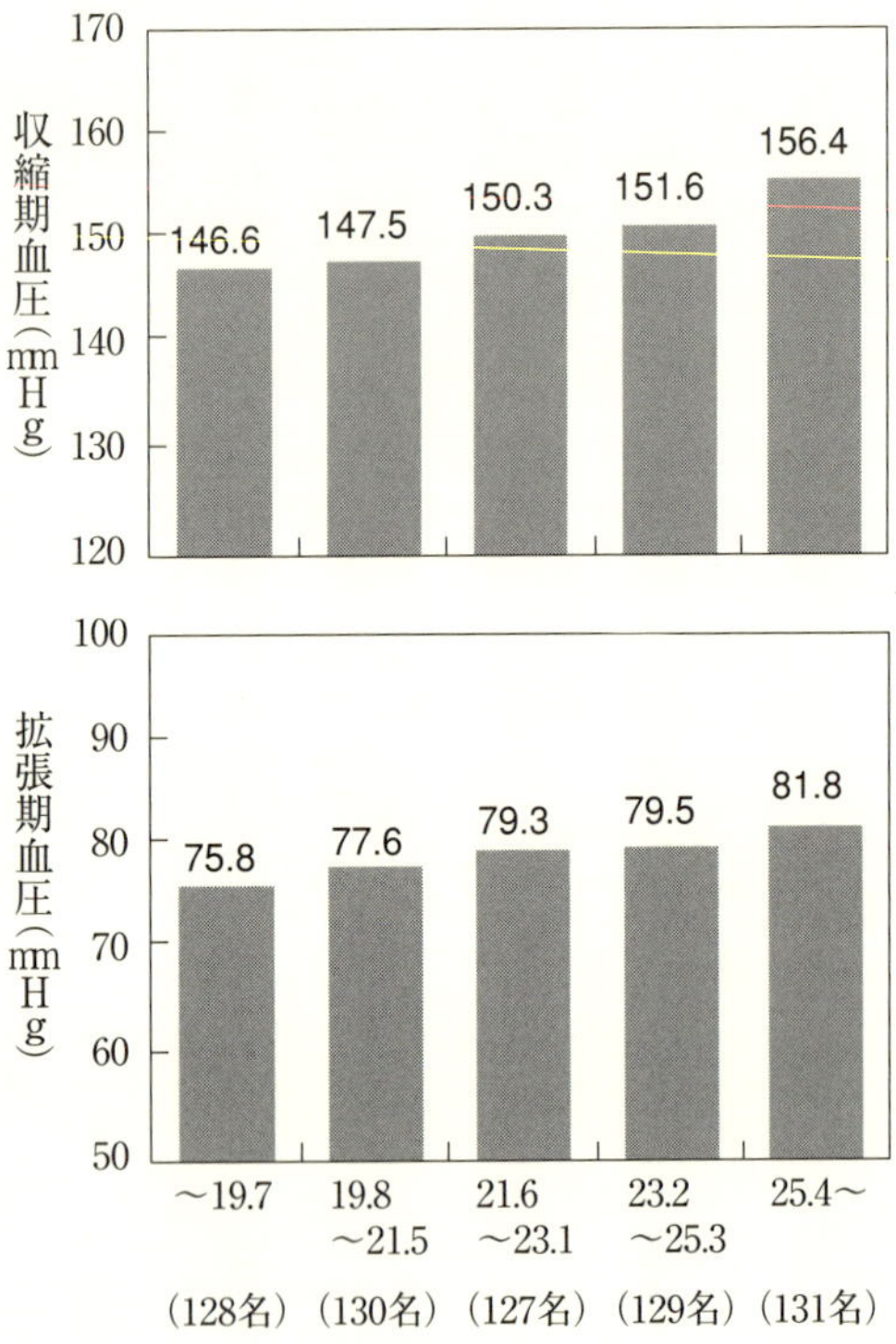

超高齢者の肥満、高血圧は心血管疾患発症の危険因子となるか？

高齢者の収縮期高血圧が、脳卒中あるいは心筋梗塞などの心血管疾患の危険因子となることは、これまでの疫学研究により明らかであるが、八〇歳以上の高齢者を対象とした疫学研究はほとんどない。したがって、高血圧を有する八〇歳以上の高齢者に対し、どのような降圧治療をすべきであるか、現時点では明確な結論がでていない。

　高血圧治療の究極の目的は、脳卒中や心筋梗塞などの心血管疾患の予防であり、ひいては、元気で長生きをするためである。若中年者では肥満のコントロールが血圧を低下させること、また、肥満度が高いほど心血管疾患発症のリスクが高いことはすでにわかっている。すなわち、若い年齢層においては、肥満のコントロールがその後の心血管疾患発症予防に重要である。

　本研究の結果は、八〇歳高齢者においても、肥満度が血圧を規定する重要な因子であることを示しており、高齢者でも適正な体重のコントロールが必要であることを示している。しかし、体重増加が及ぼす心血管疾患発症への悪影響が、高齢になるほど弱いとの報告もある[7]。すなわち、若年者で肥満があると長生きできないが、高齢者では肥満があっても影響が少ないとされている。

　これらの結果から、高齢者の肥満のコントロールが心血管疾患発症を抑制し、長生きに効果があるとはただちに結論づけることはできない。しかし、ＢＭＩが三〇を超えるような明らかな肥満者では、ある程度の体重のコントロールが必要であると考えられる。八〇歳を超える高齢者において適正な体重をコントロールすることにより血圧を低下させることができるか、さらには、長生きすることが可能であるか、今後明らかにする必要がある。

施設入居高齢者の口腔と全身の健康との関連

嶋﨑義浩

我が国は世界的にみて最も急速に高齢化が進んでおり、寝たきりや痴呆などによって介護を必要とする高齢者の数も増えている。現在、多くの高齢者が施設に入居しているが、施設入居高齢者は在宅の高齢者に比べて口腔や全身の健康状態が悪いといわれている。

一般に、高齢になるほど多くの歯を喪失し、咀嚼能力は低下する。歯を失った場合、義歯を装着することで咀嚼機能を回復させる。しかし、義歯は天然の歯列に比べて咀嚼能力が著しく低いといわれている。歯を多く失うことや義歯装着といった高齢期に特有の歯列状態は、高齢者の咀嚼機能に著しい変化を及ぼす。一方、多くの歯を持つことや歯の喪失部位に義歯を装着することが、高齢者の健康維持にどのような効果があるのかについてはこれまでほとんど明らかにされていない。

北九州市の施設入居高齢者の追跡調査

我々は、歯列の状態が全身の健康や死亡率に及ぼす影響について調べるため、8020調査とは別に、北九州市の施設入居高齢者を対象に六年間の追跡調査を行った[8]。

アメリカで行われた横断研究（ある一時点の現象を調べる研究）によって、自立高齢者、施設入居高齢者、入院高齢者といった健康状態の異なる高齢者の歯列状態を比較したところ、自立高齢者は施設入居や入院高齢者に比べて上下の歯が噛み合う部位が多く、さらに歯の隣接する部位が多いという結果から、高齢者における歯列の状態と身体的健康状態との関連性が示唆されている。しかし、横断研究では因果関係を証明する力が弱い。因果関係をより強く証明するためには同じ集団を一定期間追跡して調査する追跡研究が有効である。

我々の行った追跡調査では、高齢者の身体的健康状態を歩行能力によって評価し、ベースライン調査時に自立歩行が可能であった高齢者について、六年後の追跡調査時に寝たきりや歩行に介助が必要かなどの身体的障害の発現の有無を評価した。ベースライン調査時の歯列の状態を歯の本数と義歯の装着状態によって評価し、①二〇本以上歯を持つ者、②歯が一九本以下で義歯をしている者、③歯が一九本以下で義歯をしていない者、④歯がなく義歯をしている者、⑤歯がなく義歯もしていない者、の五つにグループに分類した。それぞれのグループごとの追跡調査時における身体的障害発現の違いについて統計学的な分析を行った。

歯がないと歩行が不自由になる

目的変数である身体的障害発現と各因子との関連を個々に分析する二変量解析の結果、歯数が少なく、義歯を使っていない者、高齢の者、痴呆のある者、要介護度の高い施設にいる者ほど身体的健康状態の悪化が認められた。さまざまな因子を同時に分析できる多変量解析によってほかの因子の影響をコントロールしたところ、歯がなく義歯もしていない者の六年間の身体的障害発現の相対危険度は、二〇本以上歯を持つ者の約六倍であった(図8左)。

これまでに行われたケース・コントロール研究により、歯を半数以上喪失している者にアルツハイマー病のリスクが有意に高いことが示されている。さらに、ラットを用いた動物実験によって、臼歯を抜かれた高齢のラットは空間的記憶に障害が生じることから、歯の有無は人においても記憶や痴呆に影響を及ぼす可能性があると考えられている。

我々は、歯列の状態が高齢者の精神的健康状態の変化に及ぼす影響について調べるために、ベースライン時に痴呆が認められなかった高齢者における六年後の痴呆の発現につい

図8　20本以上歯を持つ者に対して各グループの身体的障害発現，死亡率の相対危険度

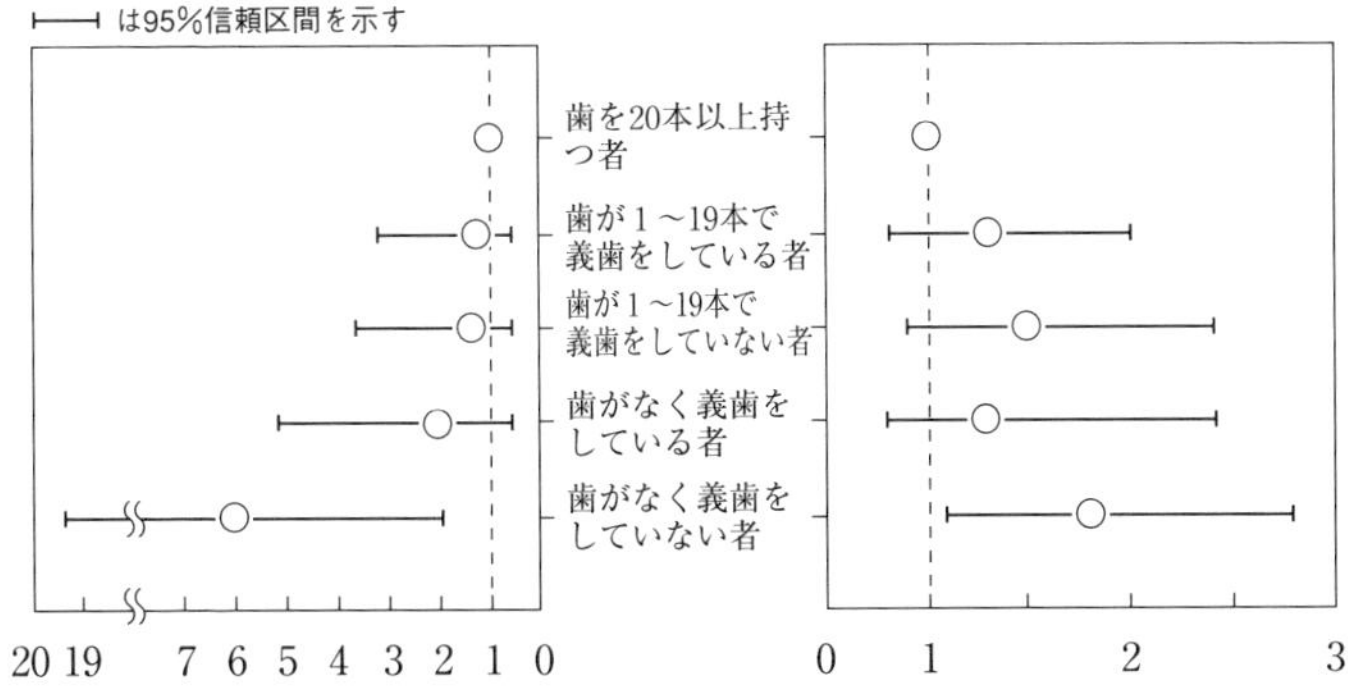

て分析した。二変量解析の結果、歯列状態の悪い者、とくに義歯をしていない者、高齢の者、身体的健康状態の悪い者、要介護度の高い施設にいる者、脳血管疾患のある者、に痴呆の発現のリスクが高いことが示された。多変量解析の結果では、歯列の状態は痴呆発現の相対危険度に統計学的な有意性を示さなかったが、歯列状態の悪い高齢者に痴呆の発現が多い傾向は認められた。

歯がないと死亡率も高い？

寝たきりや痴呆の高齢者の死亡リスクが高いことは、これまでのさまざまな研究により明らかである。我々の調査結果でも、先に述べたように歯列状態の悪い者に寝たきりや痴呆の発現が多く認められた。したがって、歯列の状態は高齢者の死亡率にも間接的な影響を及ぼすことが考えられる。

二変量解析で死亡率と関連のあった因子は、歯列の状態のほか、年齢、性別、身体的および精神的健康状態、施設の種類、脳血管疾患、心血管疾患、筋骨格系疾患であった。ベースライン時に寝たきりや痴呆のあった高齢者の死亡率は高いため、ベースライン時の身体的および精神的健康状態の影響を取り除くために多変量解析によって分析したところ、歯がなく義歯もしていない者の死亡率の相対危険度は、二〇本以上歯を持つ者に対して有意に高く約一・八倍であり、歯列の状態が死亡率に直接的な影響を及ぼす可能性が示された（図8右）。

我々の研究結果は、多くの歯を失い義歯を使用していない劣悪な歯列の状態が、高齢者の全身の健康状態や死亡率に影響を及ぼす可能性を示唆するものであった。しかし、それらはいずれも直接的な因果関係を証明しうるものではなく、歯の喪失と全身の健康との因果関係を明らかにするためにはさらに研究を進めていく必要がある。

近年、高齢者の歯科保健への関心は高まっているものの、実際の保健や医療はいまだ十分なレベルに達しているとはいえない状態である。今後、高齢者の増加に伴い、口腔ケアの需要が高まることが予想されるが、口腔と全身の健康との関連がさらに明らかになってくれば、口腔ケアに対する関心はさらに高まり、高齢者の歯科保健が充実していくものと思われる。

【第1章・参考文献】

（1）安細敏弘、濱嵜朋子、粟野秀慈、秋房住郎、加藤恭裕、有本隆文、十亀輝、高田豊、竹原直道「福岡県下八〇歳者の口腔内状況と運動機能の関連性について」（「口腔衛生会誌」五〇巻、二〇〇〇年）783－789頁。

（2）厚生科学研究「口腔保健と全身的な健康状態の関係」（運営協議会編『咬合状態に起因する他臓器の異常』口腔保健協会、二〇〇〇年）386－397頁。

（3）Takata, Y, Ansai, T, Matsumura, K, Awano, S, Hamasaki, T, Sonoki, K, Kusaba, A, Akifusa, S, Takehara, T :Relationship between tooth loss and electrocardiographic abnormalities in octogenarians. J. Dent. Res. 80 ; 1648- 1652 , 2001 .

（4）Takata, Y :Association of poor dentition status in the elderly with electrocardiographic ST segment depression. J. Dent. Res. 80 ; 2042 , 2001 .

（5）Masaki KH, Curb JD, Chiu D, Petrovitch H, Rodriguez BL :Association of body mass index with blood pressure in elderly Japanese American men. The Honolulu Heart Program. Hypertension 29 : 673- 677 , 1997 .

（6）Matsumura K, Ansai T, Awano S, Hamasaki T, Akifusa S, Takehara T, Abe I, Takata Y: Association of body mass index with blood pressure in 80-year-old subjects. J Hypertens 19 : 2165- 2169 , 2001 .

（7）Stevens J, Cai J, Pamuk ER, Williamson DF, Thun MJ, Wood JL: The effect of age on the association between body-mass index and mortality. N Engl J Med 338 : 1- 7 , 1998 .

（8）ShimazakiY, Soh I, SaitoT, YamashitaY, KogaT, Miyazaki H and TakeharaT :Influence of dentition status on physical disability, mental impairment, and mortality in institutionalized elderly people. J. Dent. Res. 80 : 340- 345, 2001 .

第2章

学校歯科保健

― 私たちの取り組み

能古小学校の現場から

今泉直子

博多湾に浮かぶ能古島《のこのしま》は、周囲一二キロ、人口約八〇〇人の島です。コスモスで有名なこの島は、その時期ともなると多くの観光客が訪れます。島の足は、姪浜からでているフェリーですが、一〇分という距離のためほとんどの人が市内に通勤、通学しています。島内には保育園、小学校、中学校がありますが、ほとんど入れ替わりがないため、同じ集団でエスカレーター式にあがっていきます。

小学校は明治一八（一八八五）年開校の創立一一八年の歴史ある学校です。昭和三五年のピーク時には児童数が二二二名いましたが、年々減少の傾向をたどり前年度は四三名（三、四年生複式の五クラス）です。子どもたちは素朴で明るく、元気がよい。しかし、保育園から同集団で生活するため、競争心に欠けのんびりしているところがあります。保護者も本校卒業の方が多く、学校に対して非常に協力的です。保健に対する関心も高いものがあります。

保健活動への取り組みのきっかけ

赴任して一年目の歯科健診で、まずDMF歯数（一人平均むし歯経験歯数）の高さに驚かされました。本校の場合、給食後の歯みがきや歯みがきカレンダーを配布するなど、長年口腔保健への取り組みをしています。また治療状況をみても、島内に歯科がないにもかかわらず、治療率は毎年九〇%以上と高いのです（注…歯科診療所の開院は平成一一年四月）。どこに問題があるのだろう、と疑問に思いました。

もう一つ興味をひいた事は、子どもたちの食生活です。島＝魚、魚＝カルシウムという考えは飛躍しているかもしれませんが、魚を食べる機会は多いのではないでしょうか。幸い私自身、歯科衛生士の免許をもっており、歯科医院に勤めていた経験もあるため、この事に関して非常に興味深いものがありました。そこで一〇年前からのデータを分析し、問題点として考えられる事をまとめてみました。

実態の把握

①年次別推移状況

未処置歯の割合は年々減り、むし歯がみつかると治療に行くという習慣はついてきたといえます。しかし次回検査をすると、また新たにむし歯ができているのです。入学した時すでに永久歯がむし歯になっているケースもありました。

②給食後の歯みがき

歯みがきの実態を正確に捉えるため、ストップウォッチで時間を計りました。平均三〇秒〜一分。予想どおりの結果でした。子どもたちは、給食後歯みがきをするという習慣はついているが、単に磨いているだけでその磨き方に問題があるのではないかと思いました。

③夏休み歯みがきカレンダーの結果

夏休みは比較的時間に余裕があるにもかかわらず、一日二回、あるいは一回しか磨いていないという子どももいます。子ども自身にも問題がありますが、保護者も子どもまかせにしているのではないでしょうか。

④食べ物調査

子どもたちの食生活を探るため、「好きなおかずとおやつ」、「よく食べるおやつと飲み物」、「いつも冷蔵庫に入っている飲み物」についてアンケートをとりました。その結果、おかずはやはり、ハンバーグや肉料理が好きな子どもが多い。しかし、あさり貝、さしみ、焼き魚といった島らしい答えもあがってきました。おやつはスナック菓子が多く、果物、あめ、アイスクリームの順。

よく飲む飲み物は、お茶、牛乳が多いのですが、スポーツドリンクをはじめとするジュース類もけっこう飲んでいます。また、家の冷蔵庫に入っているものをよく飲んでいることもわかりました。

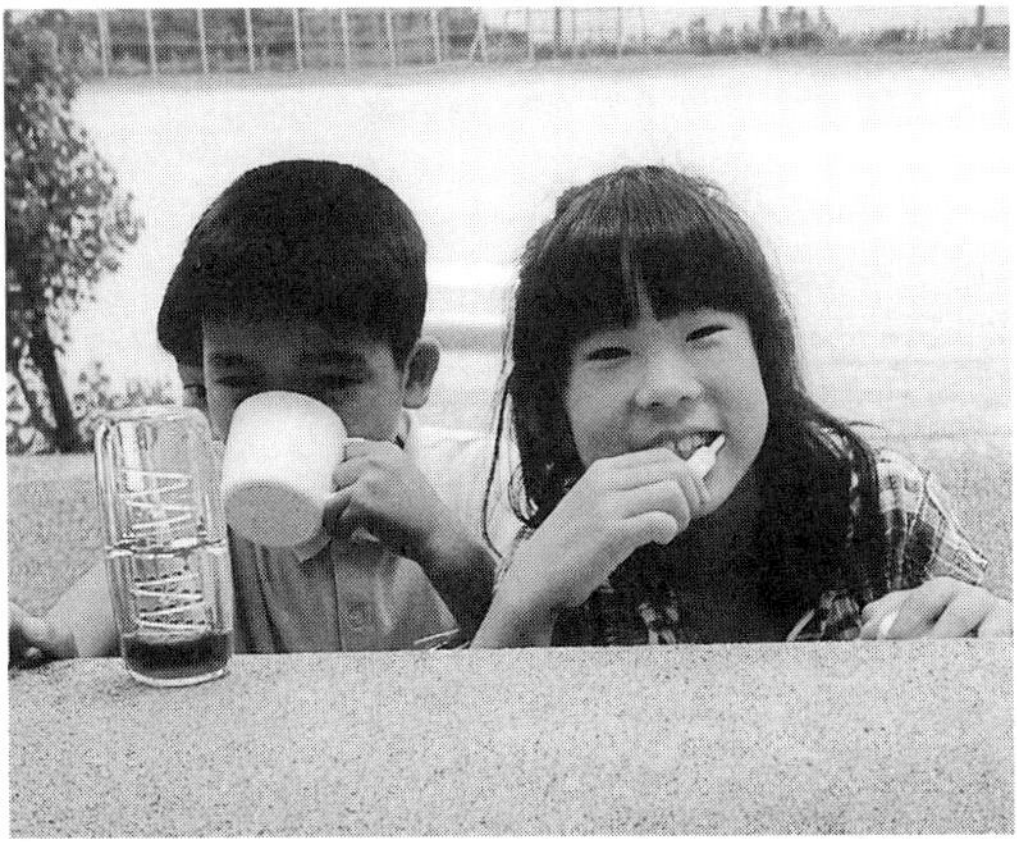

砂時計を使っての給食後の歯みがき

実際の取り組み

①給食後の歯みがきの見直し

六月の全校朝会で、歯みがきの実態や「3・3・3運動」の取り組みを発表しました。確実な歯みがきをさせるため、一人一個砂時計を配布し、これを使って三分間丁寧に磨くようにしました。

②能古歯科診療所での口腔衛生指導

平成一一年四月、能古歯科診療所の開院を機に、個別の指導ができないものか相談をもちかけました。むし歯の早期発見、早期治療も目的の一つではありますが、専門家に指導してもらうことにより、子どもたち、保護者の意識が変わるのではないか、また地域歯科保健の一貫としてつながりができないものか、という考えからです。九州歯科大学のドクターに相談の結果、せっかく行うのであればむし歯検査を取り入れて、科学的データをもとに指導すれば保護者もわかりやすいのではないかと助言していただきました。そこで、問診→むし歯検査→検診→染め出し→歯みがき→指導・助言という順で行うこととしました。時間は原則として放課後、二人一組で一時間かけて行うこと。結果のプリントは、一年間使える形式にし、歯科医、学校、保護者の言葉を書く欄を設けました。このことで、一方通行ではなく三者のパイプができます。また指導がその場限りで終わらないように、毎学期、年三回行い三年間継続して指導、経過観察をしていくようにしました。

③保護者への啓発

年一回地域懇談会が行われます。これにほとんどの保護者が出席するため、この機会を利用し、「歯・口の健康の取り組み」について啓発しました。まずは子どもたちの実態、学校での取り組み、家庭で協力してほしいことを説明しました。家庭で気をつけてもらうこととしては、

○歯みがきは子どもまかせにしない（一緒にみがく、声かけをする）

○だらだら食べない（甘いもの、ジュースのとりすぎに注意）

特に飲み物については、家の冷蔵庫に入っているものをよく飲んでいるので、ジュース類は入れないよう気をつけてもらうようにしました。また、入学式の機会をとらえ、一年生には給食後に使う歯ブラシ、コップ、砂時計をプレゼントし、子どもたちと保護者にその取り組みを話し、啓発につとめました。その他、懇談会や学校保健委員会、「ほけんだより」などあらゆる機会を通して、保護者にアピールしていきました。学校保健委員会のテーマも歯と関連づけるようにし、今年度は生活習慣病をとりいれています。

④保育園、中学校への働きかけ

入学時にすでにむし歯になっていることや、小学校での指導を継続させるためにも保・小・中のパイプは重要です。そのためにまずは学校保健委員会のメンバーに園長、校長先生に入ってもらい、歯のみならず健康に関して共通して話し合える場を設けました。

成果と今後の課題

むし歯は歯の質にも大きな影響がありますが、基本はやはり歯みがきだと思います。学校では歯みがきの習慣がついていても、家庭ではそれが生かされていません。「みがいた」と「みがけた」とでは違うことを理解させ、子どもたちが自分から「食べたからみがこう」という声が聞けるようになればすばらしいのですが。

学校ではさまざまな取り組みをしてきましたが、メインは、やはり能古歯科診療所による個別指導でしょう。歯みがき指導は、学校でももちろんできることではあるが、歯科診療所においてドクター、歯科衛生士により指導を受ける、このことは子どもたちや保護者の歯に対する意識を高めるには、大いに効果があったと思います。また、むし歯リスク検査の導入は、科学的なデータから今までの生活習慣を見直させ、今後につなげていくよい材料でした。

今回の指導をとおして、子どもたちも保護者も歯に対する関心・意識は高まったと思います。染め出しによる汚れの度合いを示すと、一年前が八一・三％、今回が七四・五％と若干ではありますが効果が現れています。個別にみても一番汚れの少ない子どもで四五％だったのが、今回の検査では二〇％台二人、三〇％台が二人になっています。ただ残念なことに個人差があるのは事実です。取り組みをすれば、すぐに結果が現れることがベストだということはわかっていますが、五年後、一〇年後に今の子どもたちが、歯、口の健康の大切さがわかり、自ら予防を実践できるようになれば、この指導も決して無駄にはならないのではないでしょうか。

島に歯科診療所ができたことは、島民の長年の希望であったと聞いています。これを機に島の人たちみんなが、もっと歯、口の健康に関心をもち、人間教育（生涯教育）としての歯科保健に取り組めればすばらしいと思います。そのために学校としてどのようにかかわっていくかが、今後の課題ではないでしょうか。二一世紀をになう子どもたちのために、もっと予防歯科の重要性をアピールして、頑張っていきたいと思います。

最後に、口腔衛生指導にご協力くださった能古歯科診療所のスタッフの方々に深く感謝いたします。

玄界小学校の歯科保健の取り組み

伊東百合子

玄界小学校は、糸島半島から海上三キロ沖にある周囲四キロのお椀を逆さにしたような形の島の中腹にあります。島の人口は約八〇〇人で大半が漁業を営んでいます。三世帯同居が多く、子どもは「島のたから」として大切にされています。特に長男は跡取りとしてその傾向が強いようです。

五年前に高速船が就航し、ベイサイドから所要時間三〇分、一日七往復と随分便利になりましたが、島外に歯科治療に通うとなると、ほとんど一日を費やすことになってしまいます。島の歯科診療所は、火・木・土曜日、週三日の診療です。このような状況から、おのずと予防に力を入れる必要性がでてきます。

本校は、長年にわたり歯科保健に力を入れてきた結果、歯科健診の結果（ＤＭＦ歯数）は図１のように全国平均、福岡市平均に比べて非常に良い成績です。しかし、歯みがきの状態（歯垢の状態）は、歯垢レベル１（少し磨き残しがある）の子供が九〇％以上と、むし歯の本数に比べるとまだ問題があります。

ここで本校が取り組んできた歯科保健活動を紹介します。

図１　玄界小学校の１人平均ＤＭＦ歯数

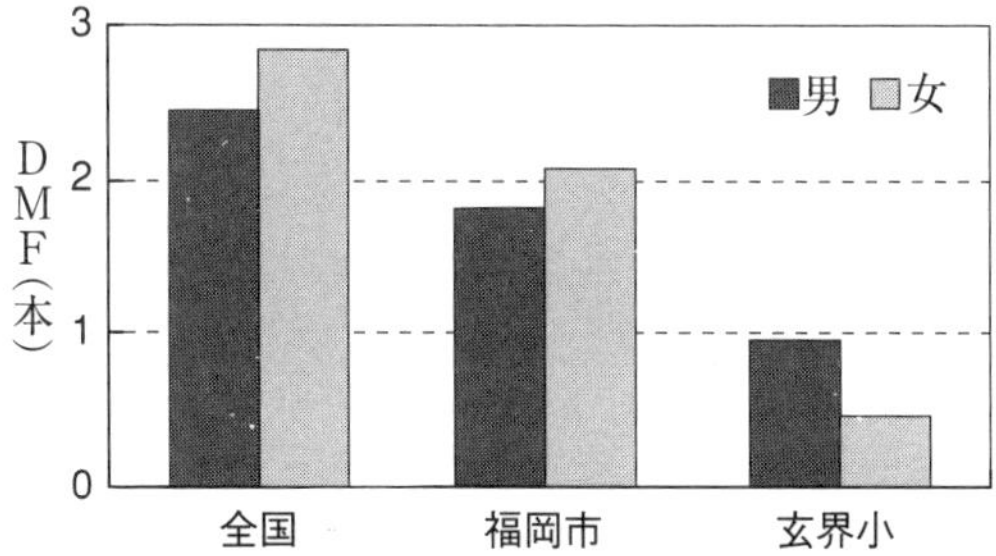

○給食後の歯みがき

給食を食べ終わった子どもから手洗い場に行き、歯みがきをしています。全校の生徒数三一名と少なく、給食を食べ終わった子どもから歯みがきをするので手洗い場が込み合うこともありません。三～六年生の教室がある二階に手洗い場がないのが難点ですが、担任が一緒に歯みがきをすることもあって、給食後の歯みがきはしっかり定着しています。いろいろな学年の子どもが混じって歯みがきを行い、他学年との交流の場ともなっています。

○はみがきカレンダー

給食後に歯みがきをすれば色を塗る方式の「はみがき

カレンダー」を、毎月と長期休業中に配布しています。毎月のはみがきカレンダーは担任との歯みがきが定着していますので、一〇〇％に近い数値で色が塗れています。長期休業中では、一日一回でも歯みがきをしたらＯＫとしていて、九割程度です。

○一年生への歯みがき指導

長年給食後の歯みがきを続けていることは、食後に歯を磨くという生活習慣を身につけさせるという意味があります。でも、せっかく歯みがきをするのなら、磨き残しがないようにきれいに磨ける技術も習得・定着させる良い機会なので、六月の歯の衛生週間に「歯っぴーせんせいの歯のはなし」を使って歯みがき指導をしました。子どもたちは、〝歯っぴーせんせい〟に扮した私（ばればれでしたが……）の話をしっかり聞いてくれました。

○「いいははは」の日

一一月八日を含む一週間を「いいははは」の日《ひ》週間とし、児童の保健体育給食委員会が中心となり、歯に関するイベントを行いました。学校のみんなにむし歯予防をわかって欲しいということと、楽しく歯の勉強をして欲しいということの二本立てで立案・実施しました。

①「いいははは」の日クイズ

低学年・高学年に分けて歯に関するおもしろクイズを給食時間に放送し、図工室前に掲示しました。問題をみながら回答用紙に記入して投函してもらい、参加者にはパソコンで作ったシールをプレゼントしました。クイズ問題の横にヒントを掲示して、歯の基礎知識を一緒に勉強できるように工夫しました。

②ポスター掲示

保健体育給食委員会の子どもたちが全校に向けてむし歯が少なくなるように呼びかけるポスター（模造紙大壁新聞）を作成し、掲示しました。みんながよく見てくれるように、デジカメで写真を入れたり、カラフルにしたり工夫を凝らしました。

③釣り大会

いけすにクリップのついた食べ物プレートが入っていて、それを糸の先にマグネットのついた釣竿でつり上げるゲームです。食べ物のプレートの裏に点数が書いてあり、むし歯になり難いものほど点数を高くしてあります。高い点数をつり上げたければ、保健体育給食委員会の子どもが作成したポスターに答えが書いてあるので、釣り参加者には事前にポスターでよく勉強してもらいました。もう一つのいけすには「むしばきん」が入っていて、ポスターに書いてある「むしばきん」と同じものをつり上げれば、得点が高くなるようにしてあります。これもポスターをよく見ていれば高得点がもらえる仕組みになっています。さらに、この釣り大会の参加者全員に手作り賞状を渡しました。

○むし歯検査・口腔衛生指導

本校は、むし歯の本数が少ない割には磨き残しのある子どもの割合が多いので、この本の編者である竹原先生のご紹介で、「むし歯検査」、「口腔衛生指導」を行いました。放課後の時間を使い、一日数人ずつ歯科診療所に行き、九州歯科大学の歯科医の協力も得ながらの検査でした。

まず、唾液を採り、ミュータンス菌の数など八項目の検査を行い、その結果に基づいて危険因子を探り、個人的に口腔保健指導計画を作成するというものです。同時に、歯垢染め出しを行い、磨き残しを赤色で染め出すことで視覚に訴え、自分の歯はどこに磨き残しが多いかを自覚させました。また、混合歯列期の歯並びのでこぼこに合った磨き方を丁寧に指導していただきました。子どもたちは歯科医の話にうなずきながら、赤く染まった部分を歯ブラシを小刻みに動かしながら磨きました。以前にも染め出しを行ったことはありましたが、専門家の指導を受けるのは子どもたちも初めてで、場所が診療所ということもあってみんな神妙な面持ちで指導を受けました。個人指導をしていただいたので、子ども

図2　検査結果の集計

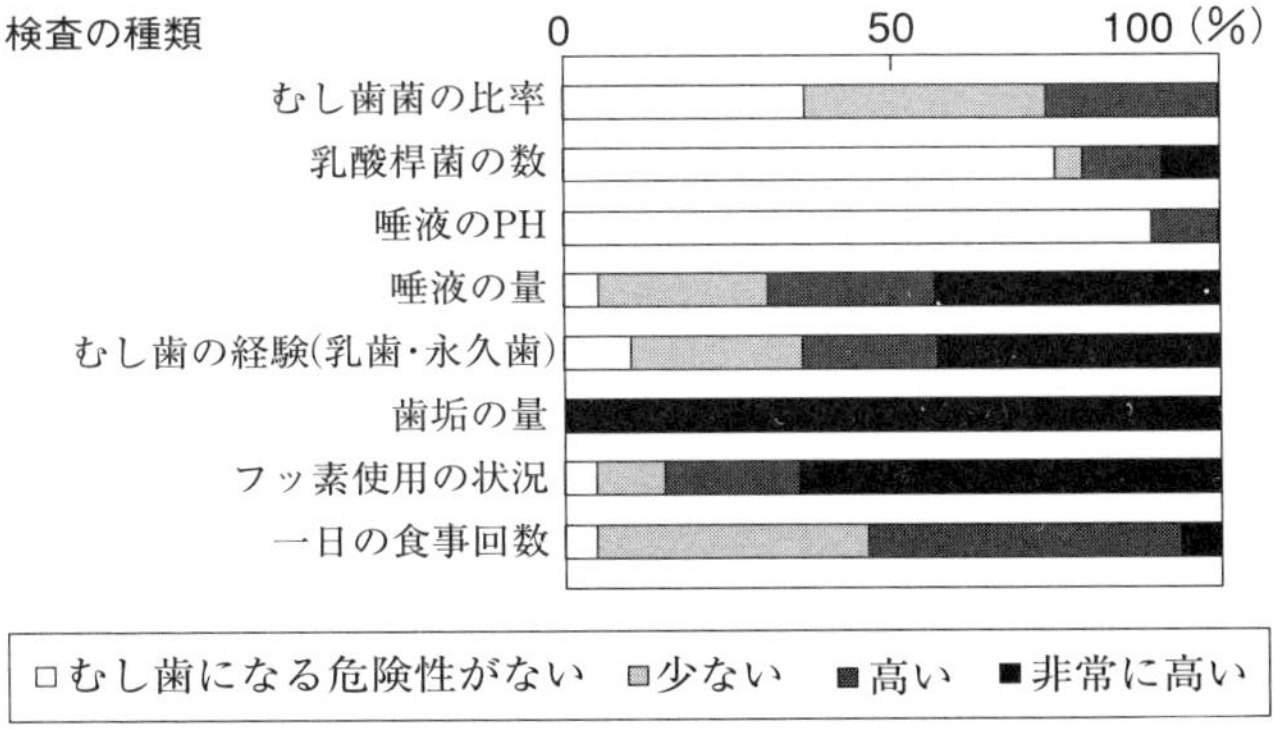

たちのこれからの歯の磨き方が改善され、より磨き残しのない歯みがきができるようになることでしょう。

さらに、検査結果が保護者や子どもにもわかりやすく書かれた結果通知書も配布していただきました。検査結果の集計は図2のとおりです。

歯垢の量はみごとに全員危険度四レベル（非常に危険）でした。この結果を目の前にして、給食後の歯みがきをしているから安心だとか、はみがきカレンダーが塗れているから安心という甘い考えがふっ飛んでしまいました（でもむし歯は少ないんだよねぇ）。せっかく磨いても磨けていなければ労多くて効少なしです。歯の磨き方をいかに指導していくか。これからの本校のめざす方向が見えてきたように思いました。

沖縄伊是名島からの報告

中島　健

伊是名島へ

一〇年前、私は九州歯科大学から沖縄の無歯科医村である離島へ一カ月間、六名の歯科診療班の班長として派遣されました。その島の小中学生は歯科治療を受けるのは初めての生徒ばかりで、むし歯が多く永久歯を多数抜歯せざるを得ませんでした。そのことに私はショックを受けました。一年後、伊是名島《いぜな》で歯科医師が半年も不在で困っており、歯科医師を探していることを聞き、村立歯科診療所長に就任する決心をしたのです。

伊是名村は人口約二〇〇〇人の小さな島で高校はなく、三〇％近くが六〇歳以上のお年寄りという高齢社会であり、また一人の女性が一生の間に生む子どもの数が四・四人という子沢山の島でもあります。生徒の両親は共働きが多く、子どもは祖父母や兄弟が育てていることも少なくありません。村で一軒の歯科診療所は比較的新しく、歯科医師は毎年交代しており、継続的な地域での歯科予防の保健活動は行なわれたことはありませんでした。

当初はお年寄りの入れ歯の修理や作製、大人の歯周病の治療に手をとられながらも、生徒数約三〇〇名である伊是名小中学校の生徒たちのむし歯との格闘が始まりました。最初の三年間は、生徒たちのむし歯の修復に追われる毎日でした。歯を全く磨かない生徒や朝顔を洗うときにしか歯を磨かない生徒など、まず日常の習慣から改めなければならないというのが実情でした。その中で、何とかむし歯を予防する手立てをとらなくてはと考えるようになったのです。

フッ素洗口はできなかった

最初に取り組んだのは、歯科診療所での予防処置でした。生徒は診療する前に必ず歯垢染め出し液で歯垢を赤く染め、歯垢がすべてなくなるまでブラッシングを指導しました。永久歯の処置を優先し、萌出している永久歯の磨き方を指導し、必要に応じて、むし歯になりそうな永久歯の嚙む面の溝を樹脂で埋めるシーラントという処置を行ないました。

もちろん、甘いものをとり過ぎないように、よく歯を磨くようにといった、一般的な歯科保健指導も学校で行っていきました。しかしそれだけでは効果がでないように思い、歯質を強化するため、フッ素うがいを提案しましたが、学校薬剤師が配置されていないなどの問題があり、受け入れてもらえませんでした。なかなかむし歯が減らず、危機感を覚えていました。

そのころ、ふと目にした酒田市の歯科医師熊谷先生が書かれた記事に興味を持ち、早速その内容を勉強し検討しました。それは、むし歯のリスク検査によるむし歯予防を行い、むし歯を激減させたという画期的なものでした。これを伊是名小中学校に取り入れて、ぜひむし歯予防の保健指導に使おうと計画したところ、九州歯科大学の予防歯科学教室の協力も得ることができました。私たちの熱意が通じ、小・中学校も受け入れてくださり、平成九年度よりこの検査を開始することとなりました。

むし歯のリスク検査を導入

むし歯リスク検査とは、むし歯へのかかりやすさを調べる検査のことです。むし歯をおこす要因のうち、唾液の量、唾液の緩衝能、唾液の中のミュータンス菌と、ラクトバチラス菌の数、飲食の回数、歯垢の量、フッ素の使用、ＤＭＦＴ（むし歯経験歯数）の八項目を調べ、それぞれを〇点（リスクなし）から三点（リスク高い）までの四段階に分けて、個人の全体的なむし歯へのかかりやすさを検査するというものです。重要なのは、個人によってむし歯のなりやすさやむし歯になる原因はさまざまであるということです。そのため個人によってむし歯予防の手段が違ってきます。さらに、むし歯のリスクを総合的に表すために、八項目のリスク因子の点数をすべて合計し、それをむし歯のリスク点数と名づけました。[1] 最高は〇点、最もむし歯になりやすいのは二四点となります。点数化することにより、生徒にもわかりやすく、さらに点数を下げればむし歯になりにくくなるというように動機付けをしやすいことから、毎年、過去の点数との比較をしました。

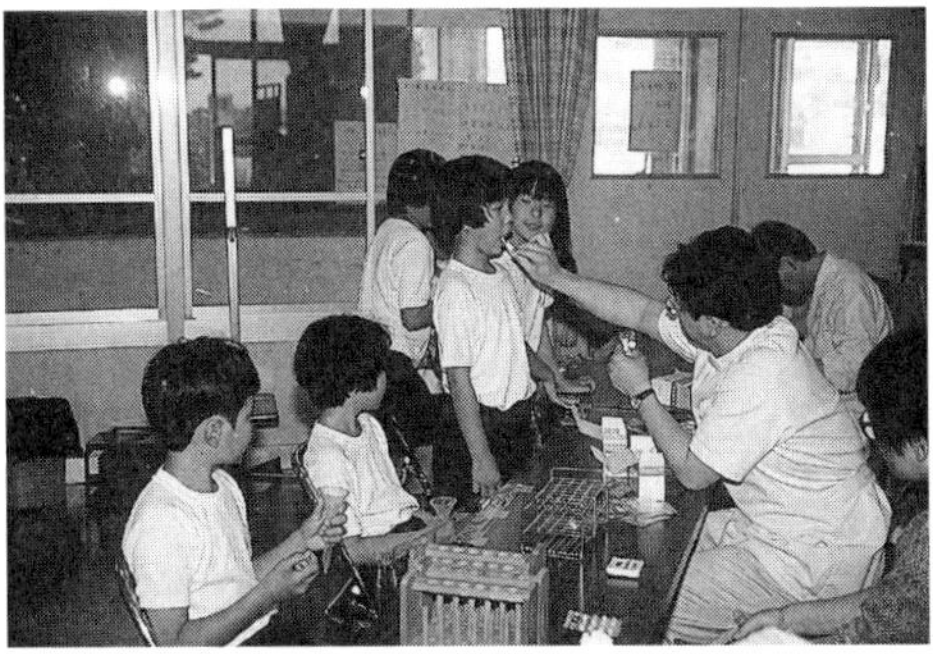

伊是名小学校での唾液検査

学童のむし歯が半減する

生徒一人ひとりのむし歯の原因とその予防の仕方を理解することが大切なので、検査が終わると大急ぎで集計し、生徒一人ひとりに渡す資料を作ります。その資料を用いて、学校で各クラス一時間の授業時間をいただき、わかりやすく説明します。例えば、唾液の量が少ない人は、むし歯になりやすいこと、唾液は噛めばよく出てくるので、日頃からキシリトールガムを噛んで唾液を出す訓練をする、食事はよく噛んで食べる、比較的硬いものや大きく切ってもらった野菜などに挑戦する、食事の際に水やお茶、または汁物などで食べ物をのどに流し込まないようにするなど、細かい注意をします。そして、全体としてのリスクが、むし歯のリスク点数として七点以下になるように指導します。七点以下になれば、ほぼ新しいむし歯はできないからです。

こういった指導を一年を通して学校や診療室で繰り返し、少しずつ個人個人の意識を高めて、むし歯のリスクを少なくしていきます。さらに、むし歯のリスク点数を下げるため、学校でフッ素入りの歯みがき剤を用いたブラッシングを給食後に行うことや、毎学期、歯垢の染め出しを行い、効率の良い歯垢の落とし方を学習することなどを、学校保健委員会で、校長、教頭先生をはじめ養護の先生やＰＴＡの代表などと話し合いました。このように年々、着実に学校でのむし歯予防活動を実施しています。

その結果、毎年むし歯のない生徒が増えて、小学三年生から中学三年生のうち、永久歯にむし歯が一本もない生徒が、平成八年度の九・三％（二一五名中二〇名）から平成一三年度には四八％（二〇二人中九七名）と激増しました。中学一年生（一二歳児）のむし歯経験歯数（処置歯＋未処置歯）も平成一三年度には二・六本とほぼ全国の水準に追いついて、平成八年度のほぼ半分にまで減ってきています。[2,3]

乳歯のむし歯も減少

食習慣は家庭の問題が大きく、親の協力を得なければならないため、妊婦から指導します。つまり、生まれてくる子供に対する食事の指導、甘いものの与え方、ブラッシングの考え方、指しゃぶりやおしゃぶりに対する考え方などさまざまな指導をしていきます。

また、村の乳児健診や育児教室に参加し、親に対してスポーツドリンクなどの甘い飲み物の常飲を止めてもらうことなど、むし歯予防のさまざまな取り組み方について、積極的に話をしてきました。その結果、一歳六か月児、三歳児のむし歯は沖縄県の北部地区で最も少なくなりました。

今後の取り組み

多くの生徒のむし歯がなくなっていく一方、どうしても少数の生徒の多発したむし歯を減らすことができないでいます。本人や家庭の協力が得られず、治療や予防処置にも無関心で、動機付けが難しいのです。ここは学校全体、あるいは学級単位での協力のもと、一人でもそういう生徒を少なくしていくことが課題となっています。

また、小学校低学年から歯並びの改善を行うことや、歯肉炎に対する指導や処置も力を入れています。この島の生徒たちが美しい歯とむし歯予防に対する正しい知識を持って中学校を卒業し、沖縄本島に巣立っていく手伝いができればいいと思っています。

やってみませんか、歯と歯ぐきのクリーニング

濵嵜朋子

みなさんが歯科医院を訪れる一番の理由は何でしょう。痛みのため仕方なくという方がほとんどではないでしょうか。そのため痛みがなくなると通院も終わりというのが普通です。これに対して欧米では八〇％以上の人が、治療後に定期的に来院してメンテナンスを受けています（日本では二％）。

私たちの診療室には、赤ちゃん、お年寄り、健康な人、悪いところがある人、さまざまな人が定期的に来院されます。予防歯科で行っている処置と、定期的な来院がなぜ必要なのか、むし歯と歯周病それぞれについて説明しましょう。

歯周病は一度重度になってしまうと、治療が大変なうえにもとの状態にもどるということはありません。一方、初期の患者さんでは自覚症状が乏しく、長期間放置して来院した時には症状が進行していることがよくあります。年をとって歯が悪くなって

……といいますが、加齢ではなく長期間の放置が症状を悪くしているのです。

歯周病は十分予防可能な疾病です。しかしそのためには若いころからの予防がかかせません。初期歯周炎の人に対する処置は簡単で、痛みもありません。まず最初に歯ぐきの検査を行います。検査には歯ぐきからの出血はないか。また歯を支えている骨が減っていないか、などについて診ていきます。普段は見づらい口の中を写真を撮って見ていただくこともあります。それから専用の器具で、自分では取ることのできないプラークや歯石を取っていきます。

そして再びそれらがつきにくいように歯の表面を磨きます。これはいわゆるＰＭＴＣ（Professional Mechanical Tooth Cleaning）と呼ばれる機械的歯面清掃法です。ＰＭＴＣとはちょっと聞き慣れない言葉ですが、歯科医師や歯科衛生士による歯と歯ぐきのクリーニングのことです。歯のクリーニングというと、歯が白くなる、歯の美容ということが思い浮かびますが、それとは少し違います。単に口の中をきれいにすることとも違います。歯周病やむし歯の原因菌は何層にも重なり、歯や露出した歯根面に強力にくっついています。これはバイオフィルムと呼ばれます。これを歯ブラシで取り除くことは困難で、薬剤への耐性も持っています。このためＰＭＴＣによって、定期的に除去する必要があるのです。症状にあわせた、一か月から半年ごとの定期検診が重要です。歯周病は初期に受診され、継続的に管理されれば、十分コントロールできる病気です。重度であっても症状を緩和し、その進行を止めるための治療および定期管理を行っています。

むし歯予防のために子どもたちもやってきます。たくさんのお菓子やジュースがあふれている世の中で、子どもにお菓子を与えない、また歯みがきをきちんとさせるのは、お母さんにとってつらいものです。まずその子がむし歯になりやすいかどうか調べます。むし歯は、むし歯菌の量や質、生活習慣によってなりやすい子、なりにくい子に分かれます。検査によって、原因がはっきりし、最小限の介入で最高の効果をあげることができます。その結果から個人別のむし歯予防プログラムを作成します。むし歯菌が多いとプラークがべたっと強力に歯につき、歯ブラシだけでは取れにくいため、ＰＭＴＣで取っていきます。ＰＭＴＣを繰り返すことによりプラークの質が変化し、さらっとしたはがれやすいプラークとなります。私たちの診療室に長年通ってきている子どもたちは、一年に三回程度の受診でむし歯ゼロを達成しています。

また、かぶせものがたくさんある人は、定期的なメンテナンスが必要です。かぶせもののすきまには自分では取れないプラークがたまっています。かぶせたその日が一番きれいな状態であり、それを維持していくことが大切なのです。

しかし予防が大事とわかっていても、歯科医院に行くと「歯みがきの仕方が悪い。子どものむし歯はお母さんの責任だ」と一方的に責められると、二の足を踏む方も少なくないようです。これでは継続した管理を行うことは難しくなります。もちろん私たちの診療室でも歯みがき指導は行いますが、それは患者さん自身がご自宅で行える範囲でのことです。後は私たちにおまかせ下さい。一生涯を通して患者さんとおつきあいしていくことが私たちの願いです。そのために何よりも患者さん自身がすすんで、楽しんで通ってもらえる診療室づくりに取り組んでいます。ぜひ一度歯のクリーニングをやってみませんか？

＊電話によるお問い合わせ先
九州歯科大学予防歯科
☏〇九三－五八二－一一三一（内線一一五三）
電話の受付時間　午前八：三〇～一二：〇〇
午後一：〇〇～三：三〇
（土・日および祝祭日を除く）
九州歯科大学予防歯科学講座ホームページ
http://www9.ocn.ne.jp/~yodou/

【第2章・参考文献】

（1）中島健、安細敏弘「沖縄県一離島村の伊是名小中学校におけるカリエスリスク・プロフィール」（「日本ヘルスケア歯科研究会誌」2巻、二〇〇〇年）26－33頁。

（2）中島健、安細敏弘、草場暁登、越宗紳二郎、竹原直道「カリエスリスク検査を用いた学校歯科保健の実践と成果」（「口腔衛生会誌」51巻、二〇〇二年）196－202頁。

（3）安細敏宏、中島健「学校歯科保健活動の新しい試み――ポピュレーションアプローチからハイリスクアプローチへ」（「歯界展望」101巻、二〇〇三年）161－168頁。

DMFT…永久歯の総むし歯経験を評価するために用いられる。

D…未処置のむし歯

M…むし歯のために抜去または喪失した歯

F…処置がしてある過去のむし歯

T…永久歯であることを示す

dmf…乳歯の場合は永久歯と混同しないように小文字が用いられる。

第3章

地域歯科保健

― 私たちの取り組み

小呂島でのへき地歯科診療について

池田康彦

小呂島の位置

福岡市西区小呂島《おろのしま》。長崎県の壱岐島と同じくらいの緯度にありながら福岡市なのは、何か不思議な感じですが、実際に福岡市なのです。みなさんから「え！ 本当に福岡市なの？」と聞かれることがよくあります。玄界灘に浮かぶ周囲三・四キロの孤島ですが、天気の良い日は、西に壱岐島、北に対馬、北東の方向に沖の島が見えます。姪浜港から定期船で約一時間かかります。波が三メートル以上になると欠航することもしばしばです。

小呂島の歴史

一二四一年　この頃宋の商人謝国明、貿易の根拠地として所有

一二五三年　宗像氏の領地となる

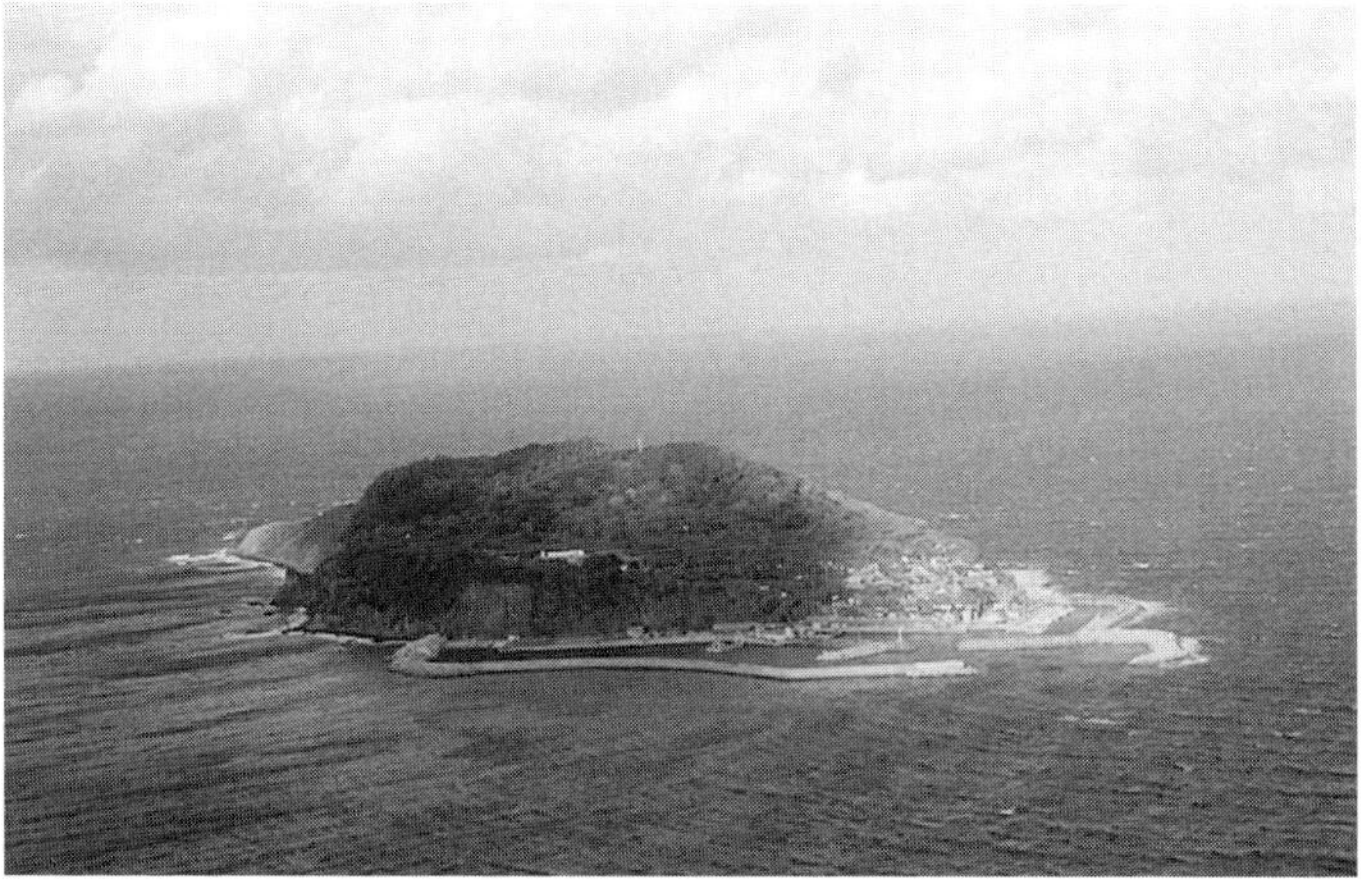

小呂全景

一六四五年　藩主・黒田忠之、西浦の庄屋に
　　　　　　移民を命じる
一六四九年　儒者、貝原益軒、流島される
一八七一年　志摩郡第一五大区に編入される
一九一三年　筑豊水産組合に属し、専用漁業
　　　　　　権を得る
一九四五年　第二次大戦中、空襲にて家屋の
　　　　　　大部分焼失
一九五一年　「小呂丸」新造される（博多—
　　　　　　小呂間、四時間半）
　　　　　　購買店設置
一九五五年　自家発電にて電灯つく
一九五九年　無線電話開通なる
一九六一年　北崎村が福岡市に合併
一九六四年　保健婦、常時配置される
一九七〇年　水道施設完成

一九七四年　自家発電による二四時間点灯開始
一九七七年　福祉保健館完成
一九八四年　電話開通式
一九八五年　定期船「おろしま」就航。所要時間一時間二五分
一九九〇年　福岡市立小呂公民館、小呂保育所完成
一九九一年　海水淡水化装置落成
二〇〇一年　定期船「ニューおろしま」就航。所要時間六五分

気候・風土・行事など

小呂島は、福岡市街地よりも暖かく、雨が少ない「無霜《むそう》地帯」です。漁業中心の生活で、長男は跡を継いで漁師にならなくてはなりません。じゃがいも、さつまいも、たまねぎなど地下にできる作物がおいしい。私が好きな小呂で採れるものをあげると、かれい、しらみ（小呂ではウチワエビのことを「しらみ」と呼ぶ）、あじ、さざえ、ひじき、ぶりです。特にあじの刺身は最高です。

島の行事は、昔から脈々と受け継がれています。その中の一つ、祇園祭りを記念誌『海祭』(1)の一節から紹介しましょう。

「祇園会。山笠を作り早朝と夕方、島内をかついでねり歩く。途中六カ所、小呂独特の節回しで〝祝い目出度〟が唄われる。夕方のかき山が終わると山笠の飾りをはずし、かく家の戸口に飾り、一年間の魔よけとする。尚、前日宵山の夜のみ海草のミルを酢味噌で食べる。小呂島での祇園祭の起源ははっきりしないが、博多祇園山笠の流れをそのまま伝えていることや唄の内容からしても、江戸末期頃にはすでに行われていたものと思われる。また、博多山笠の起源と深い関わりがある承天寺と、その経済的支援者であった宋人謝国明の、中世における小呂島支配という奇妙な因縁を考えずにはいられない」

このように、離島という限られた地域社会の中で文化が受け継がれています。

私と小呂島

この島に私が初めて訪れたのは、昭和五二年六月のことです。済生会福岡病院の無料診療団の一員として渡航しました。この無料診療は、昭和四五年より年一回、内科・小児科・外科・整形外科・婦人科・眼科・耳鼻科・歯科総勢約三〇名で診療にあたっています。私が行き始めた頃は、まだ定期航路もなく、漁船で約三時間、玄海灘の荒波を越えて行っていましたが、台風で帰ってこれないこともありました。島に行くと「ようこらしゃったなー。しけとったろ」と温かく迎えてくれます。

歯科は福祉館一階で、他科は公民館で診療を行っています。診療台二台で、一日約三五名を治療します。むし歯や歯周病の治療に追われていますが、歯科衛生士の小田桜子さんが、島に嫁いで来られてからは、予防面も充実できるようになりました。

もう一つの診療が、ヘリコプターによる月一回の診療です。昭和五一年より福岡市の委託事業として内科・歯科で一日診療を行っています。島の南西部にあるヘリポートに到着後、一〇時頃より診療を開始します。内科は高血圧などを主体としたいわゆる生活習慣病を持った島民一五〜二〇人程度が訪れます。歯科は、島に着いてから帰るまで多忙を極め、午後は日頃治療に行けない小・中学生を中心に治療を行っています。

実は、歯科治療は昭和三六年、故松尾哲哉先生が、島の福岡市合併と同時に、福岡市教育委員会の要請で携わったのが始まりだそうですが、当時島は水事情が悪く、雨水で風呂を沸かしていた時代もあったそうで、歯を磨く習慣はなく、口腔衛生状態は極めて悪かったそうです。それ以来、済生会福岡病院歯科が口腔衛生管理を行ってきましたが、その甲斐あって最近では、治療から予防への道すじがみえてきました。

「先生。ありがとうございました。おかげでよく噛めるようになりました」

島民の方との会話は、医療の原点にかえった気分にしてくれます。

黒木町での歯科保健事業の取り組み

郷原賢次郎

幼児健診を始める

黒木町は、県内町村で第一の広い面積を有しており、その七〇％を森林に覆われ、農林業を基幹産業としています。昭和三〇年には二万三〇〇〇人を超えた町の人口は、平成一二年には一万五三六四人となり、少子化と相まって人口の高齢化が急激に進んでいます。平成一一年には六五歳以上の方が全人口の二五％を超えました。

黒木町では、住民の誰もが健康に暮らせるように、病気の予防から治療、健康づくりなど総合的な医療体制の充実を図っています。平成六年度より、次代を担う子供たちの健やかな発育を支援する目的で歯科健診を開始しました。九州歯科大学予防歯科学講座が、黒木町の行う歯科保健関係事業に対して歯科医師を派遣しており、町の歯科保健対策の一翼を担っています。

子どもたちの乳歯のむし歯は、食べ物の嗜好の変化、咀嚼機能の低下をはじめ永久歯の歯列不正を誘発し、さらに永久歯のむし歯や歯周病の誘因になります。最近でこそ乳歯のむし歯も減少傾向を示していますが、むし歯予防の重要性はいささかもおろそかにできるものではありません。黒木町では、一歳六か月健診、三歳児健診に加えて、二歳・四歳・六歳児歯科健診と保健指導を行い、一歳六か月からの継続したむし歯予防の管理体制を整備し、二歳児を対象に歯の裂溝を塞ぐ、無料シーラント券の交付や、幼児期からのむし歯予防のための生活習慣の改善指導など歯科保健対策の充実を図っています。

健診結果から考えられること

平成六年度より行っている歯科健康診査および無料シーラントの受療状況のデータのうち、一部（平成四年三月から一〇月の間に出生した一二七名）を追跡調査した結果を表1に示します。

表1からわかるように、一歳六か月から四歳までの各健診を継続して受けたグループは、継続して受けなかったグループよりも一人あたりのｄｍｆ歯数が明らかに低い値を示しています。このことは定期的な歯科健診と保健指導を継続して受診することが、むし歯予防に有意義である可能性を示しています。数が少ないので断定はできませんが、一歳六か月

表1　歯科健康診査受診状況別の1人あたりのdmf歯数

	人数	4歳児健診	1歳6か月児健診
健診を続けているグループ	28	1.5	0
健診を途中で休んだグループ	25	4.1	0.4

シーラント受療状況別の1人あたりのdmf歯数

	人数	4歳時	2歳時
シーラントを受けたグループ	29	1.5	0.3
シーラントを受けなかったグループ	17	4.3	1.0

からの健診継続グループと非継続グループとのｄｍｆ歯数の差を考えると、この差は保育者のもともとの口腔保健意識の差によるものではないかとも思われます。一歳六か月時におけるむし歯有病児の保育者は、保育環境、保健行動などに何らかの問題がある可能性が高く、早い時期での保健指導など、問題点を改善させるためのより強い働きかけが必要でしょう。

今回用いたシーラントに関する二年間の観察では、二歳でシーラント処置を受療したグループのｄｍｆ歯数は、シーラント非受療グループに比べて、四歳時点で明らかに低い値でした。

シーラントの受療はあくまで本人（保育者）の意志であり、シーラント処置を受療するかしないかは、保育者がその処置に対してどれだけの価値観を持っているかに関わっています。シーラント処置の受療は、保育者の積極的な予防的保健行動の現れを示しているといえるでしょう。受療グループのむし歯が少なかったのは、シーラントそのものの効果というより、保育者の健康習慣や、むし歯予防のための対処行動の違いによる点が大きいのかもしれません。

適切な保健指導を

先に説明したデータからも解るように、保育者の歯科保健行動の違いが子どもたちのむし歯発生に影響を与えている可能性は高いといえます。したがって保育者は、幼児の生活環境、生活行動を把握し、常に適切な保健指導を行うことが必要です。歯科保健事業に携わる者としては、これら保育者の保健行動へのモチベーションを高める役割が求められます。実際には歯科医師・歯科衛生士が中心となるのですが、歯科保健の問題だけを単独で考えるということはできず、医師・保健師などさまざまな分野の専門家との協力が必要となります。

黒木町では、歯科健診の際に歯科医師・歯科衛生士・保健師がそれぞれの専門性を発揮し、健診が意義深いものとなるよう注意を払っています。歯科医師は健診結果を説明し、相談などに応じ、また必要であれば治療の勧告を行うわけですが、我々は保育者との対話を重視しているため、この段階でかなりの時間を費やすことになります。ここで一度に口腔清掃法や食生活についての説明などを行えば話題が多岐にわたり、保護者の理解が薄まってしまいます。そこで、歯科衛生士による口腔清掃指導、保健師による食生活からのアプローチといったそれぞれの専門性を考慮した働きかけを行うことにより、限られた時間を有効に活用することができます。また、保護者の質問に対しても丁寧に回答することができます。健診対象となる年齢を増やすだけではなく、こういったきめ細かな対応により、乳歯むし歯の予防管理のみならず保護者の保健行動へのモチベーションをも高めようとしているところに、黒木町の歯科保健に対する積極的な姿勢が見てとれます。

我々の本来の目的は、ただ単に子どもたちのむし歯を減らすことではなく、その成果を各人の青少年期、成人期および老年期を通した良好な歯科保健行動に結びつけることです。そうして身に付いた歯科保健習慣は、食生活や他の生活習慣にも良い影響を与え、全身的な健康増進に結びついていくものであると確信しています。黒木町のこういった取り組みは、県や市町村に歯科技術職員がほとんどいない現状で、住民の健康づくりを支援していくシステムとして大変意義があります。さらなる充実を目指して我々も協力を進めていきます。

歯科健診をとおしてみた「星のふるさと」

越宗紳二郎

星野村ってどんなところ

星野村は八女郡の東部に位置し、東西に細長く、東は熊渡山《くまどやま》を背に大分県と、西は上陽《じょうよう》町と、南は黒木町および矢部村と、北は耳納《みのう》山脈を境に浮羽郡と接した山村です。熊渡山に源を持つ星野川（矢部川の支流）が、村の中央を東西に流れ、その沿岸に狭い耕地が開けています。

村の総面積の八割以上が山林であるため、傾斜地を利用して耕地があります。山の斜面に築かれた石積みの棚田は、美しい山村の景観を作りだしています。村の中央から以東は林業が重きをなし、北部には水田が多く、村全体としては林業や茶業、花木などを取り入れた農業経営が行われています。

昭和三五年には七五〇〇人を超えていた人口も年々減少し、平成一二年には約半分の三八〇〇人となり、高齢化が急激に進んでいます（六五歳以上のお年寄りの割合は三〇％を超えている）。

村では、平成二年度より「星と文化の里づくり」事業に取り組み、基幹産業であるお茶や、美しい自然、歴史、文化遺産を有機的に結んだ活力ある地域づくりと村の活性化を図っています。

星野村と私たちの関わり

今から一〇年ほど前、星野村が属していた旧黒木保健所（現在は八女保健所に統合）管内の三歳児の一人あたりのむし歯数は県内で最も高く（ｄｍｆ歯数三・六本、ちなみにこの年の全国平均は二・七本）、平成三年度の星野村三歳児歯科健康診査では、村の三歳児の七五％がむし歯に罹患しているという結果で、口腔衛生はお世辞にも良いとは言えない状態でした。

このような状況を受けて、平成六年度より、隣町である黒木町において、九州歯科大学予防歯科学講座も参加した母子歯科保健事業が始まりました。翌年から星野村においても、次代を担う子どもたちの健やかな発育を支援する目的で、歯科保健事業が開始され、我々がその一翼を担うことになりました。

現在、日本国内では乳歯むし歯の予防を目的に、市町村の母子歯科保健事業として一歳六か月児歯科健診および三歳児歯科健診が実施されています。しかし、平成八年度の厚生省（現厚生労働省）報告によると、一歳六か月児で五％のむし歯有病率は、三歳児では四三％という高い値になっています。

このことは一歳半から三歳というわずかな期間にむし歯が増加しており、この期間における歯科保健対策が十分な効果を発揮していないことを示しています。このことをふまえ、星野村では健診開始当初より一歳六か月児・三歳児に加え、二歳児・四歳児・六歳児にも歯科健診を行ってきました。また同時に、歯科衛生士による個別の歯科保健指導や保健師によるむし歯予防のための総合的な生活習慣指導など、一歳六か月から継続したむし歯予防管理が行える体制づくりを目指し、歯科保健対策の充実を図ってきました。その成果もあってか、村の平成一二年度三歳児歯科健診結果によると、一人あたりのむし歯数は一・八本となりました。言いかえると「三歳児一人あたり、むし歯が約二本減った」という結果を得ることができました。

現在の状況

現在、九州歯科大学予防歯科学講座から月一回のペースで歯科医師が星野村を訪れています。平成一二年度より一歳六か月児・三歳児歯科健診、二・四・六歳児歯科健診に加えて、新たにフッ素塗布事業が開始されました。現在はこの三パターンがそれぞれ順番に年四回ずつ、計一二回行われています。各健診の際には子どもたちだけでなく、保護者（主に母親）の歯科健診も行い、家族が一緒になって歯科保健について考えられるよう工夫しています。また歯科医師による健診（健診および結果報告、歯科関連の相談、治療勧告など）の前後で、保健師による健康相談・指導、歯科衛生士による歯科保健指導・フッ素塗布、栄養士による食生活の指導などがそれぞれの専門性を発揮しながら、能率的に行われています。

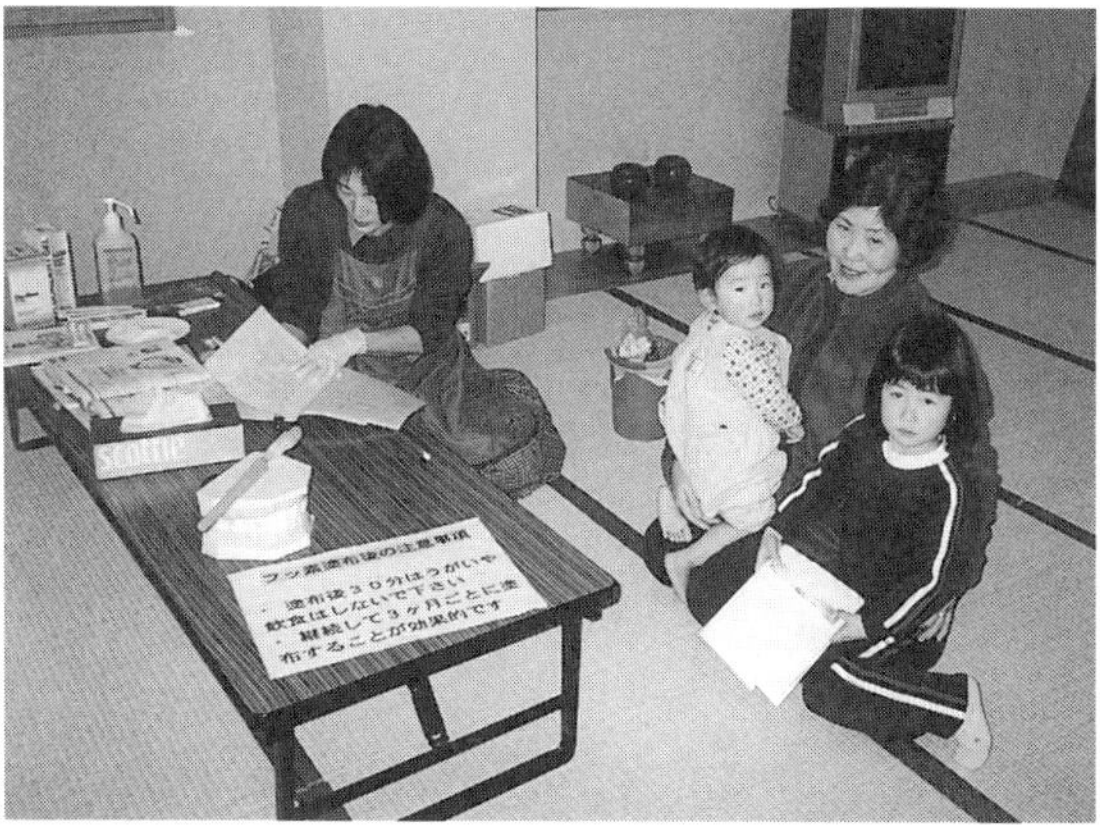
フッ素塗布後の注意事項
・塗布後30分はうがいや飲食はしないで下さい
・継続して3ヶ月ごとに塗布することが効果的です
歯科衛生士による歯科保健指導・フッ素塗布の風景

　また二年前より村独自の高齢者歯科保健事業として、年に八回、乳幼児歯科健診の後に高齢者歯科健診を行っています。健診会場に来ることができ、なおかつ歯科健診を自らすすんで受診される方は、口腔内の状態も良く、大変元気だなぁといつも感心させられます。過疎化・高齢化の進む村にとっては、高齢者に対する保健事業は重要な意味を持っているのではないでしょうか。

これからに向けて

乳幼児期のむし歯の発生や罹患状況には、生活習慣や保育環境との関連があるとして、間食や口腔衛生状態、授乳状況、保育者の歯科保健に関する知識や関心など、多くの要因が指摘されています。とりわけ保育者（特に母親）自身の生活習慣や態度、さらには健康への意識や知識、および行動が重要と考えられます。

村での歯科健診が始まって七年が経ちました。しかし今まで私たちは、せっかくの健診結果を十分には活用しておらず、また住民の皆様へ、結果に基づく情報や知識を還元できていなかったのではと考えています。今回を好機に、これまでの結果を分析・検討し、これからの歯科保健に貢献できるよう十分活用していきたいと考えています。

大学から星野村までは高速道路を使っても片道約二時間かかります。しかしその行程は四季折々に違った姿を見せ、私を飽きさせることはありません。村には新しく、素晴らしい保健施設ができ、ここに集まるみなさんはとても生き生きとされています。またこの周囲にはお茶や星の文化館、温泉施設やキャンプ場などが整備され、村の活性化に役立っています。

歯科保健といっても歯科医師だけでできるものではなく、医師、歯科衛生士、保健師をはじめ周囲を支える多くの人々の力が必要です。多くの人がかかわるからこそ、さらに多くの人々にその重要性を伝えることができると思います。歯・口をとおして人づくり、町づくりに協力することが、我々大学人の究極の仕事ではないかと考えます。一〇年前は乳歯むし歯県内ワースト1であった村がいつの日かベスト1になり、村で育ったむし歯のない元気な子どもたちが村を動かす若人になり、村全体がますます活性化することも夢ではないと思います。またそれが実現した時、その一端を担えた我々は、歯科医師として大変幸せだと思えるでしょう。

最後に、いつも歯科保健事業や健診に尽力され、素晴らしい環境を提供していただいている星野村保健福祉課の方々、ならびに歯科衛生士、助手、栄養士の皆様に深く御礼申し上げます。

鹿児島県東町での歯科保健活動

児島正明

ふるさと長島へ

私は、福岡県立九州歯科大学を卒業後、大学院で歯科保存学と、口腔衛生学（現予防歯科学）を学び、昭和五七年に卒業しました。その後、北九州市小倉南区にある九州労災病院の歯科に勤務し、昭和五九年に生まれ故郷である鹿児島県長島町の隣町の東町で開業することになりました。長島には東町・長島町の二町がありますが、昭和四九年、県本土と「黒の瀬戸大橋」で結ばれるまでは離島でした。

東町は県の最北端に位置し、緯度は熊本県の水俣市と同じくらい、米、サツマイモ、馬鈴薯、みかん栽培などの農業と、ぶり、ひらめなどの養殖が盛んな町です。

開業当時、患者さんや住民の歯科保健に対する意識は低くて、診療するうえでも自分の考えどおりにいかず、ストレスとやるせなさを感じることが多い毎日でした。例えば、

「乳歯は生えかわるので治療はしない。悪くなったら抜歯すればいい」、「永久歯さえむし歯にしなければいい」という人がかなりいました。乳幼児の歯科健診時に、お菓子やジュース類を与えている人もいるぐらいでした。

また、大人においても、「自分の親も四〇歳ぐらいで総入れ歯だったので、抜いて入れ歯にしてほしい」とか、「歯は残してもそのうちだんだん悪くなって結局総入れ歯になるので、最初から総入れ歯にしてほしい」という人が結構いました。

このような状況が背景にあったので、診療室での保健指導だけでなく、診療室外での公衆衛生活動に重点をおく必要性を痛感させられました。

つまり、大学で基本的な知識を身に付けていた予防歯科学の応用編を、診療室と地域を舞台に実践することは、私にとっては必然的なことだったのです。当時、鹿児島県においては公衆衛生活動に熱心な開業医はいましたが、予防歯科を大学で学んだ人はほとんどいない状態で、これは自分が先頭になってやらなければと自分に言い聞かせ、気負いを持って臨みました。

学校歯科保健と母子歯科保健

開業当初は、小学生でも未処置の状態が何年も続いて神経にまで及ぶむし歯を何本も持

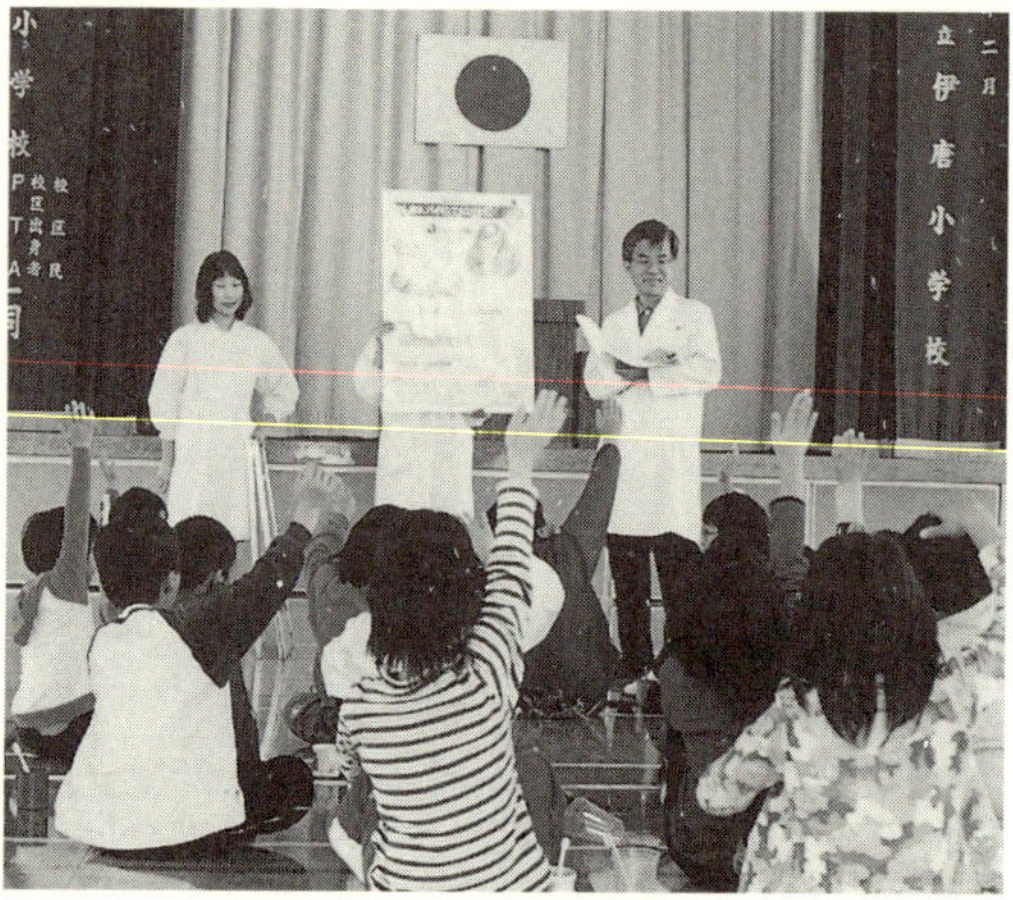

小学校での歯科講話にて

っている子どもが数多くいて、予防の前にまず治療という状況でした。そこで、学校保健委員会で話をしたり、子どもたちへ歯科講話を行ったりしました。四月の歯科健診の結果を学校側と分析し、家庭訪問時に親に説明をしてもらったりして改善を図るようにしました。学校での歯科保健活動をある程度行うと、入学前の乳幼児対策が大切だと思い、乳幼児健診時の保健指導に気を配りました。

三歳児で乳臼歯の八本とも残根状態という子どもも珍しくなく、何とか治療はしてもあまり予後がよくありませんでした。泣き喚く子どもを抑えて治療しても、時間とエネルギーを消耗した割には経過が悪く、再発して抜歯というケースもあり、このような状況を何とか改善しなければという気持ちが強くなりました。

田舎では、三世代同居や、同居でなくても祖父母が庭続きで居を構えていたりすることが多く、母親が働いている場合は、保育園から帰ってきてから夕ご飯まで祖父母に預けることが多いようです。この乳歯にとっては魔の時間ともいえる二、三時間の間に、おやつとして甘味食品を与えすぎる傾向が強く、必然的にむし歯が多くなるわけですが、おやつの与え方に対する母親の注意を祖父母が聞いてくれないというケースが結構ありました。

そこで町の保健師にもいろいろアドバイスし、祖父母のおやつに関する意識を変えるという環境づくりにも手を付けていきました。

成人歯科保健

乳幼児や児童生徒の口腔保健を改善しようとすると、保健意識の割合高い母親ではなく、父親・祖父母といった大人の意識を改革しなければ根本的な解決にならないということがはっきりとしてきました。しかし、この意識改革は計画的な取り組みが必要でした。

まず、当の本人が持つ歯周病に対してどのように対応していくかが大きな課題でした。歯周病は進行するまで自覚症状がほとんどないため、診療室で歯周病の説明をしても理解を得られず、「治療するぐらいなら抜歯のほうがいい」とか、「治療してもどうせ悪くなっていずれ抜歯になるのだからこのままでいい」といいはる状況でした。また、総入れ歯になると、歯の痛みからは一生解放されるので、健全歯であっても早く抜いてほしいという風潮も強かったのです。

その当時、歯科医師会で管内全部の特別養護老人ホームの歯科健診を行いましたが、鹿児島県本土の市町に比べ、東町は入所者の現在歯数が少なく、歯が一本もない人が多いということがわかりました。昭和四九年の架橋までは離島であり、交通事情の悪いこともあって、利用できる医療機関も少なく、疾病に対して十分な対応ができていなかったことが反映しているようでした。

医療機関での診療や保健指導の対応不足が、住民の口腔状態と保健意識という両面に強い影響を与えていることを知り、これは住民のために腰を据えて一〇年計画ぐらいのつもりでやらなければならないと思いました。

とにかく、診療室では根気強く歯周病治療と保健指導を行った結果、やっと四、五年前から歯周病に対しても患者さんの意識がはっきりと変わってきたようです。特に、高齢者は歯科医院で定期管理を受けているというそのことが、自分自身で健康管理を考えるということであり、自信にもつながっているようです。定期健診に来る高齢者の顔の表情は明るく、専門家としてサポートの効果を実感できます。

診療室外の公衆衛生活動はできる範囲で最大限のことをやりました。まず、町役場に四〇歳以上の成人歯科健診をやるように強く要望し、平成六、七年にはかなりの数を健診・指導しました。その後は、非常勤の在宅衛生士が成人健診時に歯科相談を行っています。

また、平成八年度からは「高齢者よい歯の表彰事業」を町の健康福祉まつりの時に実施しています。

このような歯科健診や表彰事業は、本人だけでなく家族や地域の人々に対する影響が強く、まさに家族ぐるみ、地域ぐるみで歯のことを考えようという機運が高まりました。大人の意識が変われば、確実に子どもの口の中も変わるのです。

要介護者の歯科保健

平成七年頃から本格的に在宅寝たきり者や特別養護老人ホームの入所者、病院の入院患者の訪問診療を始めました。二、三年もすると町内の要介護者を一巡した感じになり、その後は必要に応じて対応しています。まさに、予防から訪問診療まで、かかりつけ歯科医機能を発揮すべく努力しています。

東町の高齢化率は二七・七％（平成一三年一〇月末）で、県平均二三・一％（平成一三年一〇月末）を上回っています。平成一二年度から介護保険が導入されましたが、東町においても要介護者の口腔の問題にもっと対応していく必要があると思っています。

現在の東町

開業して数年すると、子どもに関しては公衆衛生活動の効果がだんだんと現れてきました。三歳児のむし歯有病率は、以前は県下九六市町村の八〇番ぐらいとかなり高かったのですが、現在では二〇番前後と低くなってきました。平成一三年度の小学六年生のＤＭＦ歯数は二・二本まで改善してきています。

開業当初から始めた定期健診も軌道に乗りつつあり、子どもの半数以上が予防のための定期健診での来院です。近年成人も歯周病への認識が高まり、三割程度が定期健診です。一〇数年前は成人のほとんどが歯周病に関心を示さなかったことを思えば、成人が予防のために定期健診で来院するようになったことは本当に驚きです。

公衆衛生活動に力を入れると住民の保健意識が高くなり、患者として来院しても予備知識があるので診療室でのコミュニケーションがスムーズにいきます。しかし、公衆衛生活動は計画的に時間とエネルギーをつぎ込まないと目に見える効果は現れないような気がします。公衆衛生活動の効果が出るまでには一〇年ぐらいの継続した努力が必要でしょう。

今まで治療中心だった歯科医院が、予防中心の８０２０診療所にパラダイム転換し、住民の保健意識の向上を図りながら自分の町を〝８０２０の里〟にすることにより、新しい歯科保健文化が開花するような気がします。二一世紀の国民健康づくり運動である「健康日本21」のなかで、住民参加と環境整備をキーワードとするヘルスプロモーションが重視されていますが、今後はまさにこのヘルスプロモーションの実践が大切であると思います。私はこれからも、診療室では予防に中心をおき、地域では公衆衛生活動に、より一層力を注いでいきます。

那覇市の保育園児に対する歯科保健事業の取り組み

伊波富夫／邵　仁浩

那覇市歯科医師会では、住民の誰もが健康で暮らせるように、口の健康からアプローチした健康づくりを目指し、歯科保健サービスの充実を図っているところです。その一環として、那覇市内の保育園に通う子どもたちに対して歯科健康診査と歯科保健指導を実施しました。

那覇市は

那覇市は沖縄本島西南部に位置し、平均気温二三度、夏は比較的涼しく、冬暖かい亜熱帯海洋性気候であり、観光地としても有名です。また、那覇市を中心として一五〇〇キロの円周域には、アジアの主要な都市があり、交通上重要な都市です。産業は第三次産業が中心で、六五歳以上の人口が一一・二%と、本格的な高齢化はまだ始まっていません。

このような環境のもとで子どもたちはすくすくと育っています。ここでは、那覇市内の保育園児に対する歯科保健事業の取り組みを具体的に述べていくことにしましょう。

保育園児の歯科健診でみえてきたこと

私たちは、乳幼児の歯科保健事業を実施するうえで重要なことは、むし歯発病の背景となる子どもの日常生活や環境に注目し、健全に発育していけるよう家庭や地域に働きかけていくことだと考えています。その第一歩として、那覇市内の保育園児の歯科疾患の現状を正確に把握することから始めました。

平成一三年の五月から六月にかけて、那覇市内の一九の保育園に通う園児に対して歯科健康診査および歯科保健指導を実施しました。受診した園児は、一六一五名でした。

表2は、各年齢別のむし歯有病率（むし歯を一本でも持っている者の割合）を示しています。ここでいうむし歯とは、過去にむし歯になったものもすべてを含みます。

みなさんはこのデータをみてどう思われるでしょうか。三歳では約半数の園児がむし歯になり、四歳になると六割以上

表2　年齢別むし歯有病率

0歳児	0%
1歳児	4.0%（10人）
2歳児	26.4%（90人）
3歳児	48.6%（195人）
4歳児	61.4%（269人）
5歳児*	57.9%（70人）

（　）はむし歯を持っている人数
＊　乳歯と永久歯が混在

の園児がむし歯になっています。この傾向は全国的にみても同じで、平成八年の一歳六か月児および三歳児歯科健診を例にみると、一歳六か月児ではむし歯有病率はおよそ五％、三歳児では四三％になっています[2]。ちなみに那覇市の保育園児の一歳六か月児でのむし歯有病率は六・五％でした。

それでは、どうすればむし歯を予防することができるでしょうか。

乳幼児のむし歯予防は、上あごの前歯と、乳歯の中で一番最後にはえてくる奥歯が重要です。乳幼児の場合、上あごの前歯（とくに表側）がむし歯になることが多く、今回の健診も同じ結果になっています（図1）。上あごの前歯は、生後七か月（下あごの前歯は生後六か月）からはえ始めます。この時期に母親からむし歯菌が感染したり、ほ乳びんでジュースを飲ませたりすると、むし歯になりやすい環境にさらされます。さらに、上あごの前歯は、唾液のでるところから一番遠く、むし歯になりやすい環境を改善する唾液のはたらきも制約されます[3]。

さらに注意しなければならないことは、二歳からはえ始める乳臼歯の予防です。これは、過度に甘いものを与えることや、むし歯菌の感染に加えて、歯みがきがしづらいということが加わります。この時期の歯科保健指導には保護者の仕上げ磨きが重要であるとともに、二歳になると奥歯がはえてくることを教え、注意を促す必要があります。

図１　歯種別にみたむし歯になっている歯の割合（％）

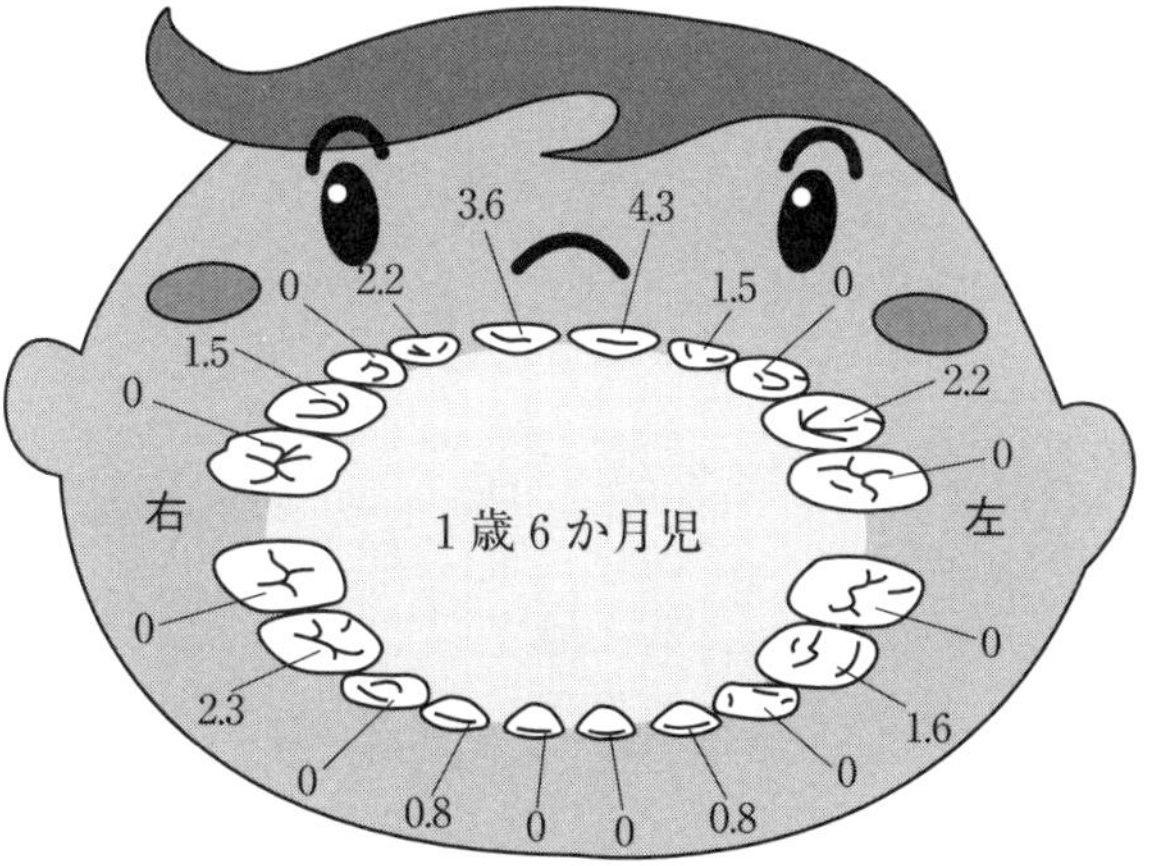

1歳6か月児：満1歳6か月を超え満2歳に達しない児

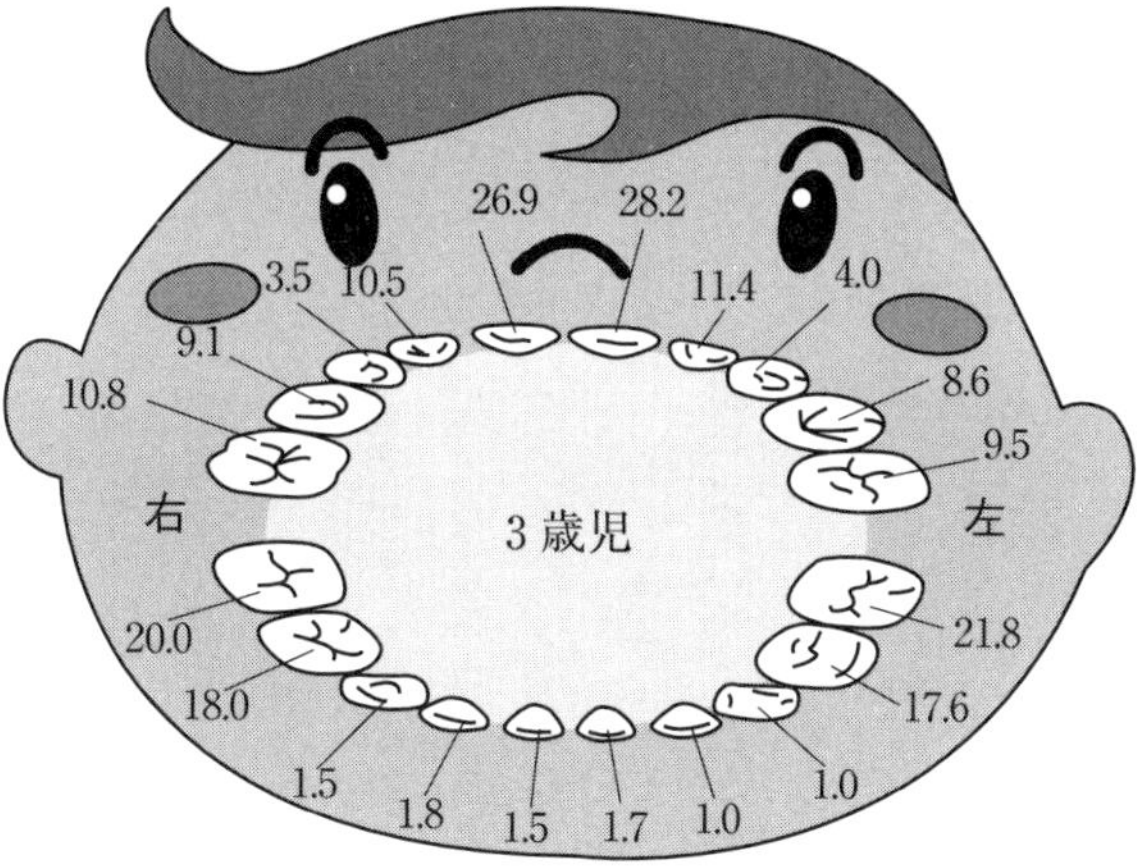

3歳児：満3歳を超え満4歳に達しない児

私たちが実施した健診結果をみると、二歳児で四分の一がむし歯になっています。少なくともこの二歳児たちは、一年前まではほとんどむし歯がないと判断されていたと予想されます。それでは、二歳児になったとたん、急激にむし歯が増えるのでしょうか。そうではありません。むし歯になりやすい環境にある口の中では、むし歯菌が作る酸による歯への攻撃は、歯がはえた直後から続けられているのです。いいかえると、むし歯発病のプロセスは、前歯では生後六～七か月から始まっており、二歳健診の時点でむし歯とはっきりわかる穴が目で確認されるにすぎません。すなわち、一歳から二歳になる時点でむし歯でないと判断された歯の中に、きわめてむし歯になりやすい歯があると考えられます。

このことから、むし歯がないと判断された子どもたちの中から、むし歯になりやすい子どもたちを確実に識別し、フォローアップしていくシステムを構築していくことが必要です。

乳幼児のむし歯予防は、この二点に力を注ぐだけで、かなり効果があがるのではないかと実感しています。

今後の課題

今回は、那覇市内の保育園児に対する歯科保健事業の取り組みについて報告しました。

乳幼児のむし歯は、食生活を中心とした生活習慣、育児環境、保護者の健康観などと密接な関係を持っています。また、むし歯菌は、生後一九〜三三か月の間に主に母親から感染します。このことからもむし歯は、一種の家族性疾患ととらえることができます。子どもたちの口の予防管理を行うには、家族の歯科保健行動へのモチベーションを高めていくことが必要であり、家庭や地域に積極的に働きかけていくことが那覇市歯科医師会の今後の課題であると考えています。

歯ぐきのセルフチェック

小関健由

歯周病には二種類あります。歯ぐきが赤く腫れて出血しやすくなる歯肉炎と、歯を支えている土台の骨が壊れていく歯周炎（昔は歯槽膿漏と呼ばれていた）です。どちらも初期の段階で激しい自覚症状はありませんが、日本全体では二〇代で六割が歯肉炎、四〇代で四割の方が歯周炎にかかっています。

歯周病を放置すると、知らず知らずのうちに病気が進行し、最終的には歯がぐらぐらして抜け落ちてしまいます。歯科診療室で歯周病の患者さんと接すると「自分は歯が弱いから入れ歯になるのも仕方ありません」と諦め顔の方がいますが、大丈夫、よほど進行していない限り歯周病は進行が止められます。年取ったときの自分が入れ歯で食事しているか、自分の歯で食事しているかを思い浮かべながら、次のチェック項目を確認して下さい。

□1 歯ぐきから出血する
□2 歯がぐらぐらする。ものがしっかり噛めなくなった
□3 朝起きた時、口の中が粘ついたり、口臭が感じられるようになった
□4 鏡で歯ぐきを見ると赤くて、押すと白くなり、縁が厚ぼったく丸まっている
□5 下の前歯の裏や、上の奥歯の外側を舌で強く触ると、硬いざらつきがある

項目1は、テレビでお馴染みのフレーズですが、りんごを食べた時や、痛くない程度に丁寧に歯を磨いた時に歯ブラシに血が付いてきたら、歯ぐきに炎症があります。その部位は、項目4のように赤く腫れていると思われます。炎症がひどくなると、歯ぐきから膿が出てくるようになり、項目3のように感じられます。これらの歯ぐきの炎症は、歯肉炎と歯周炎に共通の兆候ですので、歯科医にご相談ください。炎症が進んで歯の土台がゆるんでくると、項目2のように歯が動揺してきます。病気がかなり進行している赤信号ですので、早急に歯科医院へ行きましょう。

これらの歯ぐきの炎症の原因は何でしょうか。それは歯に付いた細菌です。この細菌が長い間歯にくっついていると化石のように歯に沈着して歯石になり、項目5のように触れることがあります。

むし歯や歯周病の原因は、細菌の種類こそ違っていますが、歯についた細菌の塊、つまり歯垢です。歯周病の治療は、この細菌塊を歯の表面から器具を使ってきれいに掃除して、炎症を引かせます。治療だけでなく、歯周病の予防にも歯をきれいにすることが原則となります。食べかすと歯垢は違うものです。食べかすは、うがいをすれば口の中から洗い流されてしまいますが、歯垢は細菌が出す接着因子で歯に取り付いているため、こすりとらない限り掃除できないのです。歯に付いた歯垢は、触るとネバネバした糊のようで、爪楊枝で歯と歯の間の歯垢を取り出してにおいをかぐと、独特のいやなにおいがします。このネバネバは、細菌や細菌の出した糊の塊でできていて、糞便に見合うくらいの量の細菌が中に住んでいます。

「私は大丈夫、歯みがきは気をつけて毎日行っているから」と思われるかもしれませんが、正しい歯みがきを行っていないと、「四角い部屋を丸く掃く」のと同様、歯と歯ぐきの境目の歯垢を取り除くことはできません。さらに、子どもの頃は歯と歯の間は歯肉で埋まっていますが、大人になると三角形の隙間ができてきます。この隙間は、特別の隙間掃除用の道具を使ってきれいにします。糸ようじや歯間ブラシの使い方、病気予防のための歯みがきの方法を、一度きちんと習得すべきでしょう。ただ、みなさんにあった磨き方は、それぞれ人によって違ってきますので、かかりつけの歯医者さんか我々にご相談ください。また、みなさんが気をつけて歯みがきしたとしても、どこかに磨き残しがあります。定期的に歯医者さんでチェックを受けて、ピカピカに磨いてもらうとよいでしょう。

年を取っても自分の歯で噛むことの意味を考えて、ぜひ口の健康チェックをしてみてください。

【第3章・参考文献】

(1) 小呂小学校創立百周年・小呂中学校創立五十周年記念誌『海祭』一九九八年。
(2) 財団法人口腔保健協会『歯科統計資料集――二〇〇〇年版』二〇〇〇年。
(3) 熊谷崇『クリニカルカリオロジー』医歯薬出版、一九九六年。

第4章

行政の現場から

熊本市保健福祉センターでの歯科保健事業

弘中美貴子

私は、熊本市の保健福祉センターに勤務しています。折しも機構改革が激しく叫ばれ、諸先輩が築き上げ推進してきた歯科保健の業績が評価される反面、「歯科はもう十分充実したけんよかろう」などという理由で、削減の対象ともなりうる悲しい時代でもあります。

ライフステージごとに取り組む

熊本市の歯科保健は、①胎児期・乳幼児期、②少年期、③成人期・高齢期・障害者の三部会で検討を重ね、推進しています。すべてのライフステージに関わって歯科保健を考えることができ、８０２０を推進するには、やはり胎児期から深く関わっていきたい、もしくは関わるべきなのではと、日々、思いは強くなります。

私の日常は、①健診事業と、②健康教育やイベントなどの普及啓発事業、③健康相談・

指導、④予防事業としてフッ素塗布、また、⑤健康教育のための現状把握と分析・資料や媒体づくり、⑥歯科衛生士や看護師ほか学生実習生の教育、⑦地域活動、⑧在宅寝たきり者歯科保健推進事業などの現場実務を担当しています。

健診事業は、一歳六か月児、三歳児のほか、母子手帳交付時に行う妊婦健診、職域に属さない四〇歳未満の女性に行う女性健診、職域に属さない四〇歳以上の男女に実施する基本健診があります。また、新しい事業として「歯たち（二〇歳）の健診」を大学へ出向いて行っています。対象は一八歳から二九歳までで、今年度は熊本の崇城大学の大学祭で二日間、一八六名の受診がありました。

一年間の健診件数は西の管轄だけで四三〇〇件ぐらいです。熊本市には五つの保健福祉センターがありますので、市全体では三万件に及ぶ健診と歯科指導を実施していることになります。

センターで基本健診を受診される方々は、もともと健康への意識が高く、口腔衛生状況はおおむね良好です。センターでの平成一二年の健診結果によると、歯肉炎は八三・二％の人に認められ、発赤や腫脹、出血がありますが、痛みがあることはほとんどありません。また、歯周ポケットの形成に至る歯周炎を起こしている人は、三割以下です。現在歯数も全国平均を上回っており、かかりつけの歯科医を持つ人が多く、未治療のむし歯は少ない結果となっています。

妊婦健診では、妊娠中の口腔環境が不良であることが多くなっています。加えて、食生活の変化や、頻回の摂食、つわりなど、悪条件が重なってきます。むし歯がなく歯科医院と無縁の人も多いため、進行していく歯周病に対する自覚症状はほとんどありません。出血を恐れて適切な歯みがきができない場合もあり、予備知識がないことが、歯周病を重篤にしてしまう結果となっています。

また、妊娠下での智歯周囲炎《ちししゅういえん》（智歯＝親知らず）は、消炎のための投薬、外科処置がはばかられることが多く、痛みを取り除くことに苦慮します。炎症を誘発する原因である歯垢の除去や、うがいなどによって、妊娠中の急性炎症の発症を未然に防ぐ必要があります。むし歯もプラークコントロール不良が原因なので、適切な指導を行わねばなりません。

妊婦健診が大切

妊婦の健診は母子保健管理のなかでも、大切なものであり、一歳六か月児健診や三歳児健診のように、法の下に義務化されるべきものであると私は考えています。そして、事後措置としての指導が重要で、妊婦本人の健康はもとより、生まれてくる子どもの健康にも大いに役立ってくるものと思われます。

また、若い男性や妊娠前の女性に教育の機会を設けるとするなら、熊本市で平成一〇年から実施している「歯たち（二〇歳）の健診」は、さらに有効です。健康意識は低いが潔癖傾向の強いこの世代に対しては、口臭測定や口腔内細菌を位相差《いそうさ》顕微鏡でじかに見せることで動機付けがしっかりできるし、指導後の行動変容に結び付けていけそうです。

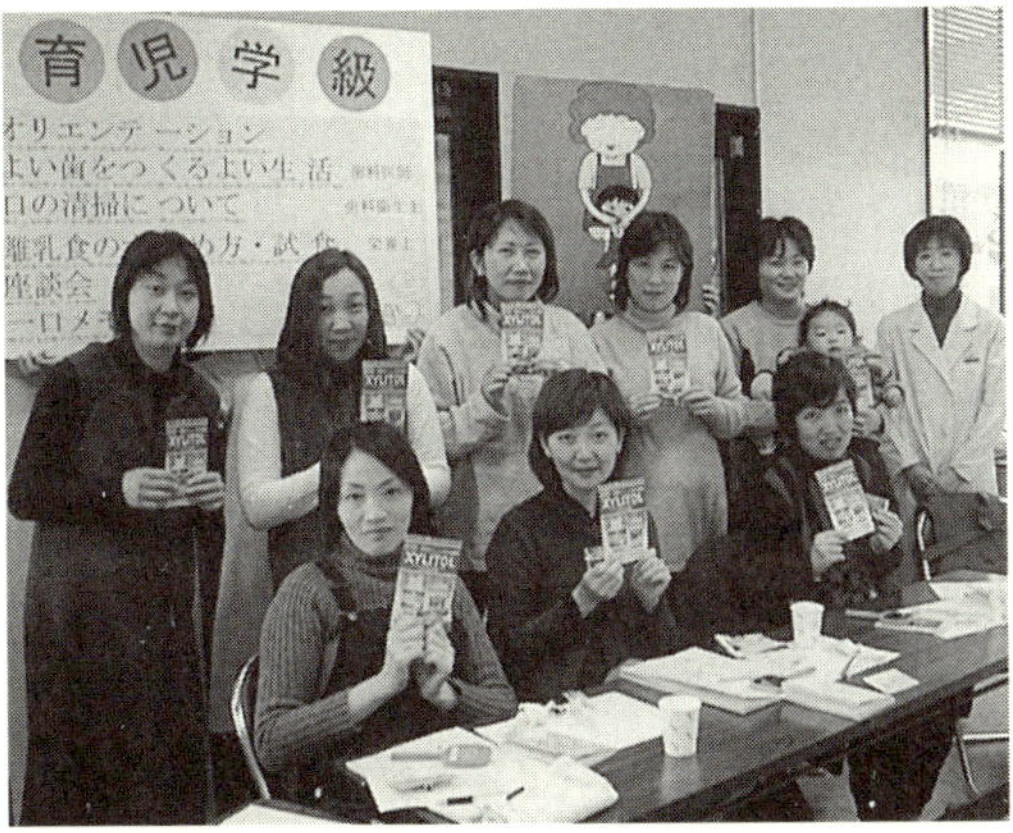

育児学級にて，右端が筆者

健康教育は、所内で行うさまざまな教室のほかに、老人会や子育て支援グループなど、地域に出て実施するものもあります。成人の健康教室では、高齢者から「歯の大切さは失ってはじめて知るもので、もう少し早くに聞きたかった」とか、「もっと若い人に話をしてあげて欲しい」という声が必ずあがります。歯周破壊が始まらないうちに、健康教育を受ける機会が与えられるべきですが、健康の大切さを痛切に感じている高齢層でさえ、教室参加者は決して多くないのが現状です。若いうちは自覚がないし、興味もない、不自由も感じない。こういう関心の薄い市民をいかにひきつけ

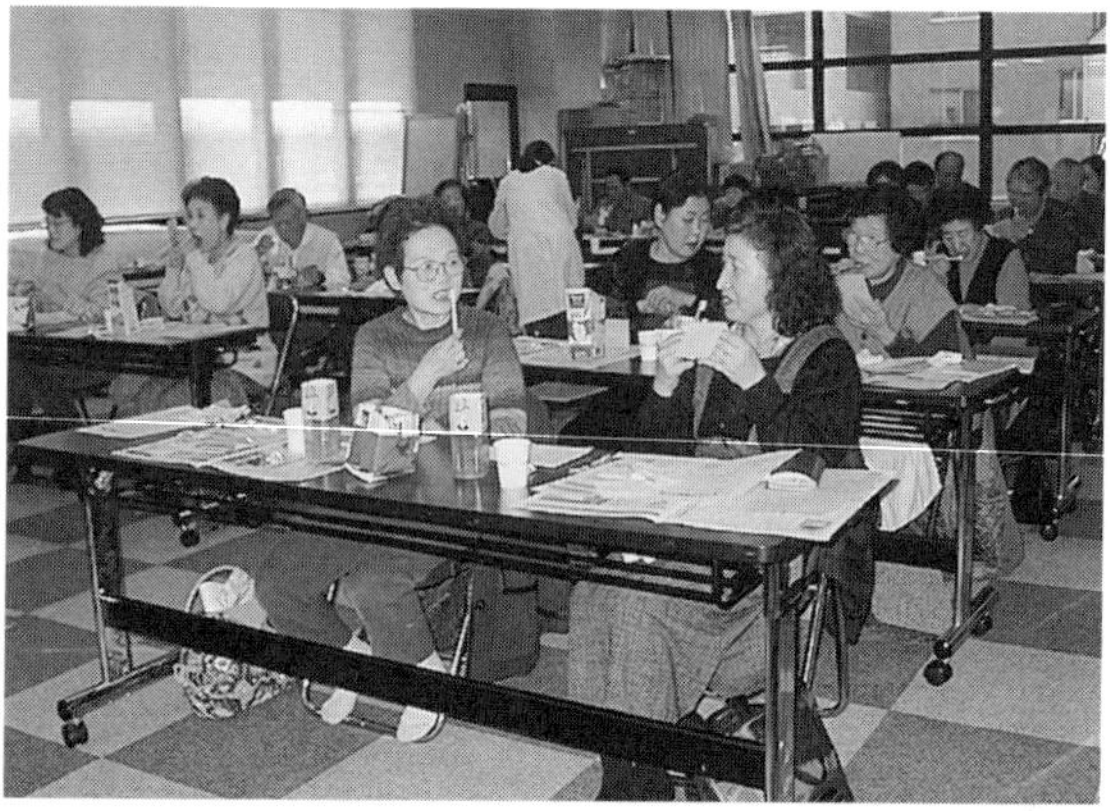

歯みがき教室にて

ることができるかが歯科保健を推進していくうえで重要な鍵となります。

さまざまな保健職種を目指して学ぶ学生たちが週に四、五人ずつ実習に来ます。若い彼らに対する歯科保健指導は、彼らがこれから活躍していく現場で生かされるし、彼らの周囲へと広がっていくだろうと考えると、充実した気分になります。

確かな手ごたえを感じながら、熊本市保健福祉センターでは、よりよい健康づくりを目指して、嘱託歯科医師五名と歯科衛生士一〇名で、日々頑張っております。

熊本でがんばっています

齋藤郁子

九州歯科大学附属歯科衛生学院（当時県立養成所）を卒業後、熊本市の歯科保健行政に携わって四〇年目の春を迎えました。

時は流れて二一世紀、世の中すべてが変動期で、人々の価値観は多様化し、さまざまな障害と共生しつつ、周囲を支援し支援されながら、健康なまちづくりをめざす時代となりました。今や、地域住民の切なる願いの一つは、「健康で豊かな生活を送るために、歯を健康に保ちたい！」ということで、これは、国内外の学者や歯科大学などの専門的な研究で疫学的な検証が進み、医療の発展や健康政策の充実、さらには情報化時代の恩恵で、科学的にもまた体験としても、歯と全身の深い関係が理解されるようになった証であると喜んでいます。

歯科衛生士学生時代に、九州歯科大学の附属病院実習で多くの患者さんから教えられたのは「歯の大切さ」でしたが、当時地域の現場ではこのような願いごとは聞けませんでした。「むし歯が痛くなったら歯医者さんへ行けばいい。噛めなくなったら抜いて入れ歯にしてもらう」というのが常識であった時代からみると、市民の歯科保健意識が格段の進歩をとげたのを実感しているこのごろです。

高度成長の時代、社会構造の進展と逆行したように増加したむし歯。歯科医院の待合室には早朝から患者さんの列ができ、先生方は専ら治療に専念されていました。

「むし歯予防のために歯を磨きましょう！」、「フッ素を塗布しましょう！」と叫びながら、こんなとき、地元に一つでも歯科大学があったら、状況判断や分析などの助けを求めて、せめて市民の半歩でも先にたって現状打破へリードできるのではないか、と嘆き「お隣の福岡県はいいなー」と幾度となく羨望の思いを巡らしたものでした。

そんな嘆きが天に届いたのか、ある日突然、歯科医師の採用が現実となり、九州歯科大学の吉良先生が熊本保健所へ就任、続いて数年後には、口腔衛生学教室の白浜先生が西保健所に採用になったのです。

その後も、歯科衛生学院卒の楠田さんと藤本さんが、県の保健所へ就任、同じく中村さんが北保健センターへ。また、嘱託歯科医師としても、同教室の五島先生や弘中先生が採用になるなど、九州歯科大学から歯科医師、歯科衛生士ともに貴重な人材を熊本へ送りだしていただき、のびのびと地域で「８０２０運動」を展開することができるようになり心から感謝しています。

おかげさまで現在、各種保健医療福祉の専門団体や教育現場との連携のもと、熊本大学などの支援も仰ぎながら、一〇年後を目指した「健康日本21」の実現目標を参考に、市民の皆様と目的を共有して策定した「熊本歯科保健医療計画」の実践と評価を進めています。

白浜先生とデビューした健康劇「歯はじいちゃんの宝物」では、先生のアドリブよろしく老人会の名物メニューとなってしまい、今また弘中先生の右脳の奥から、パソコン画面を通して、限りなく美しく、解りやすく飛び出してくる健康教育は、ホヤホヤママから頑固ばあちゃんまで、うなづくことしきり。訪問歯科指導もイベントもと先頭に立って名リード、アイデア一杯の誠実な歯科室と評され、楽しみながら歯科医療を行っております。

長寿を願いつつも、その長寿社会を眼前に経験している住民の方々から「何はなくとも健康人生」との声が多く聞かれる時代となり、「歯や口の健康が一番ですバイ」と語る八五歳氏がいれば、「勲章を受けたときよりもうれしい日だ」と８０２０達成者表彰状を喜ぶ九〇歳氏の笑顔が輝き、生涯健康な歯で、おいしく食べ、楽しく語り合い、元気に歩きたい等々と、張り切る市民を前にして私の愚痴もどこかへ飛んでいき、三月には無事退任できました。ありがとうございました。

北九州市民のアンケート調査から

仲山智恵

北九州市では、「健康で生きがいを感じる福祉・文化都市」の実現をめざし、健康づくりを進めていくうえでの参考資料を得ることを目的として、「健康診査および健康づくりに関するアンケート調査」を五年ごとに実施しています。そのなかで平成七年度と一二年度の調査結果から、歯科保健に関する項目についていくつか述べたいと思います。調査の方法は、平成七年度、一二年度とも九月三〇日現在の住民基本台帳を用い、四〇歳以上の男性および三〇歳以上の女性を無作為抽出（くじ引き）の方法で三〇〇〇人選び、アンケート用紙を郵送しました。

ここでちょっと脱線して、平成七年、一二年がどのような年であったか振り返ってみましょう。

平成七年は、阪神・淡路大震災で始まりました。また、当時近鉄に在籍していた野茂英

図１　各種検診の認知度

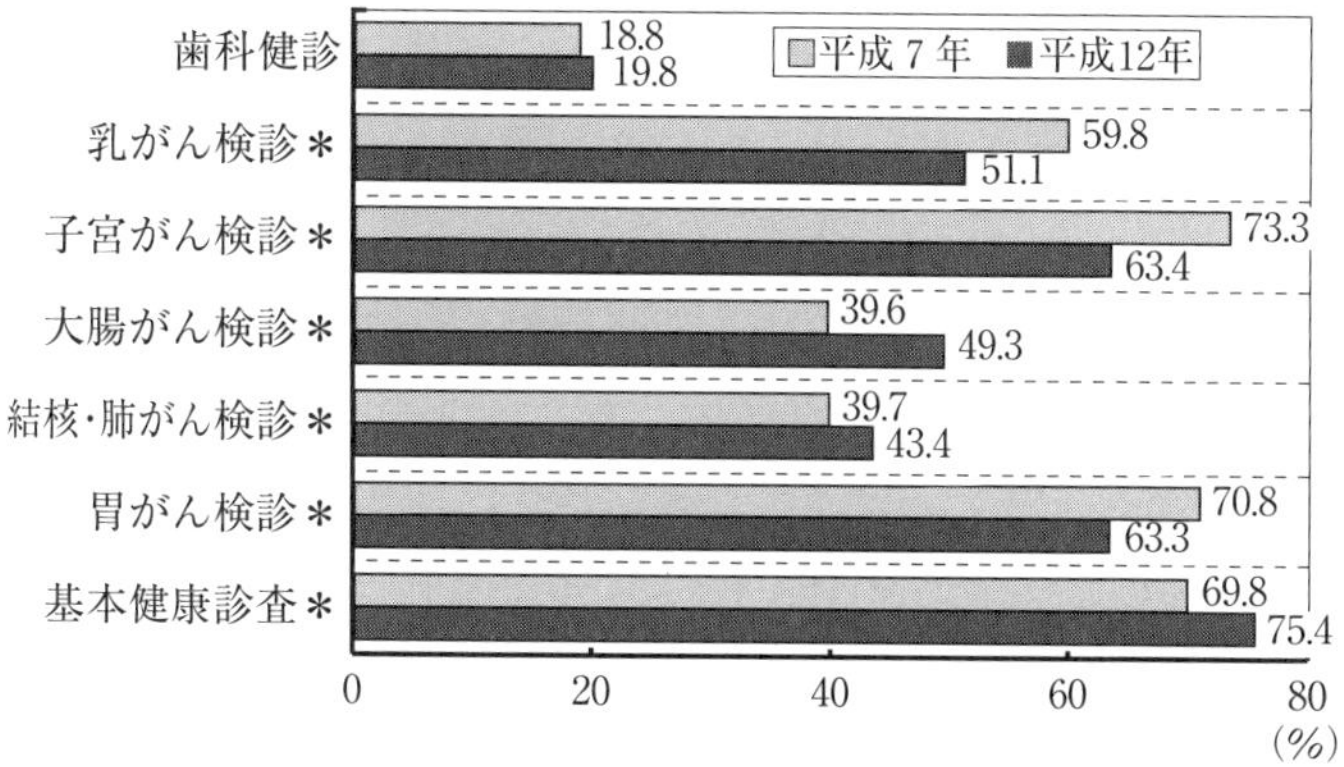

雄投手がメジャーリーグに移籍、大活躍して新人王を獲得しました。多くの日本人メジャーリーガーを生むきっかけになった年でもありました。平成一二年は、西鉄高速バスジャック事件など一七歳の少年が関係する事件が次々に起こりました。また、シドニーオリンピックで柔道の田村亮子選手、マラソンの高橋尚子選手らが金メダルを獲得するなど、日本人選手が大活躍しました。

調査結果より

①検診の認知度

「市が行っている検診で知っているものすべてに○をつけてください」という設問について図１のような結果が得られました。平成七年度と一二年度では、基本健康診査（成人病検診）、結核・肺がん検診および大腸がん検診の認知度は高くなりましたが、

図2　職場での歯科健診

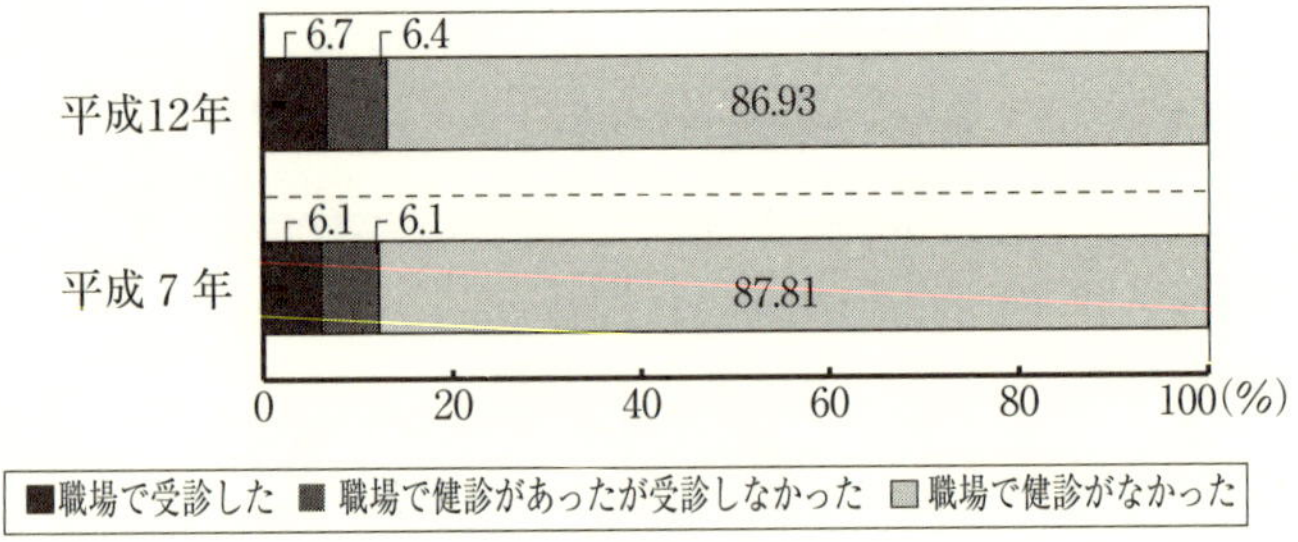

胃がん検診、子宮がん検診および乳がん検診の認知度は下がっています。歯科健診の認知度は変わらないという結果でした。検診が始まってからの年数と認知度との間には相関が認められますが、いずれにしても歯科健診の認知度はほかの検診に比べて低いことがわかります。

②希望する検診方法

北九州市では、平成六年度から市歯科医師会の協力を得て「歯ッピー・ヘルシー・北九州事業」として、主に集団成人病検診会場で歯科健診を実施しています。三〇歳以上を対象としていましたが、平成一三年度からは一八歳以上に拡大しています。

内容は、歯科・歯周疾患検診と歯科衛生士による個別指導です。このように市が行う歯科健診については、現在実施している集団で行う方法と、地域の歯科医療機関で各自がそれぞれ受診する個別受診とどちらがよいかたずねたところ、集

表１　健康のために気をつけていること（複数回答）

項　目	平成７年度（2255人）	平成12年度（2098人）	
過労に気をつけ睡眠や休養を充分とるようにしている	63.7%	60.7%	＊
ストレスをためないようにしている	43.1%	47.5%	＊
栄養のバランス等食事に気をつけている	55.3%	54.4%	
お酒をひかえるようにしている	17.7%	18.4%	
タバコをひかえるようにしている	13.6%	15.4%	
運動・スポーツをするようこころがけている	22.5%	26.1%	＊
身体の調子が悪いときは，すぐ医師に相談している	35.8%	35%	
健康食品やビタミン剤をとるようにしている	21.9%	23.3%	
日頃から身体を動かすようにしている	47.6%	42.3%	＊
定期的に健康診断を受けている	36.6%	36.5%	
歯や歯ぐきの健康に気をつけ，１日３回以上歯みがきしている	15.2%	18.2%	＊

＊ 統計学的に平成７年と12年に差があった

団を希望する人は一割弱で、約六割の人が個別受診を希望しており、どちらでもよいと答えた人は約三割でした。この傾向は、平成七年度、一二年度も変わりませんでした。また、働いている人に職場での歯科健診の実施をたずねました。職場で歯科健診が行われているところは、図2のとおり平成七年度、一二年度も約一割とごくわずかでした。

③歯科保健に対する意識と歯科受診

「あなたは日頃、健康のためにどのようなことに気をつけていますか」という設問については、表1のような結果が得られました。歯科に関する項目に○をつけた人は平成一二年度で二割弱でしたが、平成七年度に比べると増えています。また最近一年間に歯科診療

表2　自覚症状はあるが歯科診療を受けなかった理由（複数回答）

項　目	平成7年度（367人）	平成12年度（235人）	
忙しい	31.3%	43.8%	＊
治療費が高い	8.7%	25.5%	＊
歯科治療は嫌い	23.2%	35.7%	＊
激しい痛みがない	49.3%	51.9%	
その他	6.3%	8.1%	

＊ 統計学的に平成7年と12年に差があった

表3　自覚症状はないが何らかの異常があった者

	人数	%
自覚症状が全くなかった者	333	100%
治療の必要なむし歯があった者	91	27.3%
歯周組織に異常が認められた者	243	73%
歯石が認められた者	240	72.1%
その他の異常が認められた者	6	1.8%

平成12年度歯ッピー・ヘルシー・北九州事業結果より

を受けたかどうかたずねたところ、平成七年度、一二年度とも半数以上の人が受診していました。受診しなかった人のうち、一二年度に「自覚症状はあるが診療は受けなかった」と回答した人は、七年度に比べて四一・八％から二七・八％と大きく減少していました。

自覚症状はあったが受診しなかった人について、その理由を表2に示しています。一二年度は七年度に比べて、「忙しい」、「治療費が高い」、「歯科治療は嫌い」と答えた人が増えています。とくに「治療費が高い」と答えた人が約三倍に増えており、長引く不況が影響していることが窺えます。約半数の人は一年以上健診も診療も受けていないことから、歯科保健に対する市民の意識は、まだまだ高くないといえます。

表3は「歯ッピー・ヘルシー・北九州事業」での調査の結果ですが、このように自覚症状がなくてもほとんどの人に何らかの異常が認められており、歯科疾患は自覚症状が乏しいまま進行していきます。

これらの調査結果から、今後さらに歯科健診の告知・普及、および定期的な健診受診を啓発していくことが必要だといえます。

保健所における歯科保健の推進

十亀　輝

保健所が何をやっているか知っている人は、どのくらいいるでしょう。保健所といえば昔は伝染病が広がったら家を消毒したり、野犬を捕まえたりするイメージがあったと思います。しかし保健所の仕事はそれだけではなく、住民のみなさんの健康や、住んでいる町の環境を守るために、市町村と協力して事業を行ったり、医療機関や事業者などが適正に業務を行えるよう指導しているところです。

子どもが少なくなり老人が多くなる少子高齢化や、インターネットの普及などによる情報化が進み、社会は著しく変化しています。それにともなって、住民のみなさんの要望も多様化してきており、保健所の業務もそれに対応することが必要となってきました。

そのため、平成九年に国は保健所の業務などを示している「保健所法」を改正し、市町村と県の保健所の役割分担をはっきりさせ、よりきめ細かなサービスを住民に提供するシステムの整備を目的とした「地域保健法」を施行しました。

地域保健法施行以後の保健所の役割

地域保健法では、直接人に対するサービスは身近な市町村が行うこととし、保健所は広域的、専門的、技術的な仕事を行うこととなりました。保健分野に関しては、市町村の範囲を超えた地区診断や普及啓発活動、また専門性を要する精神保健福祉業務や歯科保健対策、さらには市町村が行ううえでより高度な技術や知識を要する事業について支援することなどが業務となってきました。保健所が直接住民の方々と接する機会が少なくなってきていますが、保健所は、専門的な知識や技術を駆使し、市町村や専門団体を支援し、協力して事業を実施することにより地域保健の向上に努めています。

保健所における歯科保健

福岡県では、戦後歯科医師が少ない時代に、保健所に治療を行う目的で四名の歯科医師が配置されていました。そのころはむし歯が蔓延していたので、治療中心の仕事でした。しかし、昭和四〇年代、開業歯科医院が増えるにしたがって、保健所での歯科治療の必要性が少なくなり、むし歯予防を中心に業務を行うようになってきました。しかし、具体的な県の計画がなかったため、予防事業を計画的に行うことができず、昭和六〇年頃最後の歯科医師が県を退職してしまうと、事業は継続されませんでした。

その後、県の歯科保健をどうするかが問題となり、昭和六三年、県庁に歯科医師を配置し、福岡県の歯科保健全体を検討してゆくこととなりました。そのため県は協議会を設置して、歯科保健対策を検討し、平成七年に福岡県歯科保健計画を策定しました。そのなかで、ライフステージに応じた歯科保健目標を立て、その目標に向かって歯科保健事業を展開することとしました。保健所も計画に基づいて事業を実施していくことになっていたのですが、歯科医師がいなかったため、最初の計画実施の五年間は地区歯科医師会の援助のもとに歯科保健を推進していきました。おかげで当時の目標については、市町村の協力もあり、平成一二年度にほとんどの目標が達成されました。そこで、県では平成一三年度に計画を見直し、新たな計画と目標を作成することになりました。

新しい計画には保健所や市町村の役割も記載されており、また、「健康日本21」の概念に基づき住民参加型の計画となっています。新たな目標値も設定していますが、今回の目標は地域のデータをもとに策定されていますので、地域状況を十分把握したうえで効率的な事業を実施しなければ、目標が達成できないようになっています。今後保健所でも歯科保健推進のための会議を開催し、地域計画を策定し、それに基づき市町村や歯科医師会と協力しながら、効果的に事業を実施していく必要があります。

歯科保健事業の展開

保健所では、地域保健法に則って、歯科保健の事業をいくつか実施しています。その事業内容について具体的に説明しましょう。

（1）普及啓発事業

六月四日の「むし歯予防デー」と一一月八日の「いい歯の日」には地域の歯科医師会と共同でイベントを開催し、歯や口の働きの重要性について啓発を行っています。そこでは「八〇歳のよい歯の表彰」や「母と子のよい歯の表彰」、「口腔がん検診」などを行い、生涯自分の歯で食べられるようにみなさんとともに考えていきます。

（2）心身障害者（児）・難病患者歯科健診・相談事業

心身障害者（児）や難病の患者さんには、薬の関係や身体状態のために歯科治療が難しい方々もいます。また、意思表示ができないために歯医者さんに行ってよいかどうか悩んでいる保護者の方々もいます。そういう悩みを解消する目的で、保健所で歯科健診・相談を行い、治療の必要性を把握します。その後、歯科医師会の協力のもとに対応可能な歯科医療機関を紹介し、治療を行うこととしています。

（3）市町村実施事業の推進調整

市町村の行う歯科保健事業に、四〇歳以上の方々の歯科健診や、寝たきり高齢者の訪問歯科健診などの事業があります。この事業の実施については対象者の把握方法や医療事故が起こった場合の対応などについて歯科医師会との調整が必要となります。そのため保健所が県や市町村、歯科医師会の意見を調整し、事業が円滑に推進されるようにしています。

（4）歯科保健推進会議の設置

保健所で歯科保健事業を行うことについては、市町村、関係機関、住民の方々の意見を伺いながら実施することとしています。そのため、保健所で会議を設定し、関係者に集まってもらい、その地域の歯科保健を推進するうえで必要な検討を行います。

（5）地域診断・データバンク構築

保健所や市町村には、市町村歯科保健事業推進の基本となるデータがたくさんあります。

そのデータのなかには活用されていないものもありました。しかし地域保健法の施行以降、保健所も調査研究機関としての役割を担うようになり、地域の状況についてデータを収集・解析し、市町村や歯科保健関係者に返すことにより、歯科保健の推進に役立てていくこととなりました。県全体の歯科保健のデータについては、九州歯科大学にデータバンクを作ってもらうようお願いしています。保健所も地域のデータを収集・解析し、県のデータと比較検討したうえで、市町村などにお返しし、科学的に裏づけされた歯科保健事業の推進を図ります。

(6) 市町村事業の支援

地区診断の結果をもとに、各市町村は最も効果的な事業を実施していくことになりますが、その実施にあたって市町村には歯科保健の専門家がいません。そのため、保健所は市町村に対し専門的支援を行い、歯科保健事業が円滑に推進されるよう支援していきます。

(7) 歯科保健研修

事業を実施するにあたっては歯科保健に関する知識が必要です。そのため保健所では、市町村の職員に対し歯科保健に関する研修を行って、知識を高めることにより、市町村事業が円滑で、より効果的に実施できるよう支援しています。

まとめ

今後保健所の役割は、これまで述べましたように、調整業務や専門的業務になっていくものと思われます。地域保健法によって市町村は対人サービスが中心となり、住民の要望にあったサービスを提供していくことが求められるため、広域的な研究やデータの解析を行う余裕がなくなってきています。そこで専門的職員が多数配置されている保健所において、研究やデータの解析を行う必要があります。

県レベルでは県協議会で県全域にわたる計画を策定し、目標値を定めています。今後はその計画を地域で応用するため、保健所において歯科保健推進会議などを開催し、地域の歯科保健の状況を把握するとともに計画を策定し、市町村と協力して地域歯科保健の改善を図っていきます。計画が順調に進められれば、二〇二五年には「８０２０」が八〇％の方々で達成されるようになると考えています。

なお、平成一四年度に県保健所と福祉事務所が統合され、保健所という名称はなくなりましたが、保健所の機能は残っており、今後は「保健福祉環境事務所」として歯科保健事業を継続して実施していきます。

北九州市における乳幼児歯科健診について

島田直子

九州の北の玄関口に位置する北九州市は、昭和三八年に五市の対等合併という壮大な試みで誕生して以来、さまざまな変化をとげてきましたが、二一世紀の幕開けとともに次の百年の創造に向けて、新たなスタートを切りました。

現在の人口は約一〇一万人、全国平均を上回る速さで高齢化が進んでおり、六五歳以上の高齢者の占める割合は一九・二%ですが[1]、これからの少子・高齢社会に対応した本市ならではの仕組みによる保健・医療・福祉・地域のネットワークが着実に根付いています。

人口一〇万人あたりの歯科診療所数は六五・六で、全国平均の四九・九に比べて歯科医院の数が非常に多い地域といえます[2]。なお、北九州市に勤務する歯科保健関係者は歯科医師二名で、市民を対象とした歯科保健事業のほとんどは北九州市歯科医師会や福岡県歯科衛生士会北支部に委託して実施しています。

乳幼児歯科健診の実施状況

北九州市における乳幼児歯科健診は、一歳六か月児、三歳児、四歳児、五歳児を対象に実施しています。一歳六か月児・三歳児歯科健診は、多くの市町村においては保健所などで集団健診として行われていますが、北九州市では三歳児は昭和四五年から、一歳六か月児は昭和五五年から、市内の各歯科医療機関で対象者がそれぞれ受診する、いわゆる個別健診方式で実施しています。母親の妊娠中に渡す母子健康手帳に無料の受診券が綴じ込まれていて、それを提示することで市内六一二カ所（平成一三年一二月現在）の指定医療機関で歯科健診を受けることができるのです。

一方、四歳児、五歳児については、ほとんどの幼児が保育所や幼稚園に通っていることから、昭和四五年よりこれらの施設において年一回の集団健診として実施してきました。平成一三年度は市内二五六カ所の保育所・幼稚園などの施設で歯科健診を行いました。

健診方式の特徴

地域の身近な歯科診療所で個別健診として実施している一歳六か月児・三歳児歯科健診は、受診する人が希望のかかりつけ医や都合のよい日時を選択することができ、一歳六か月時と三歳時に同じ先生に診てもらうことによって、乳児期から幼児期まで一貫したチェックやケアを受けることができます。また、集団健診と違って十分な時間をかけてチェックを受けたり、保護者と密なコミュニケーションを図ることが可能で、さらに健診時に異常が見つかった場合でも、すぐに治療やその後の定期的な管理に結びつけることができます。

集団健診として実施している四歳児・五歳児歯科健診については、保護者が同席しないため、健診後の保健指導の徹底が課題です。

乳幼児歯科健診のＰＲ

従来から、ちらしの配布などによる広報活動を行っていますが、あわせて一歳六か月児、三歳児歯科健診については、受診該当月の前月に、小児科医による一般健診のＰＲと一緒に、対象者それぞれに受診勧奨はがきを送付しています。また、平成元年からは指定の歯科医療機関などでは啓発のためのステッカーを掲示しています。さらに平成一二年からは、北九州市のホームページ上でも広報を始めました。一方、四歳児・五歳児歯科健診については、市内の全施設（保育所・幼稚園など）に案内状を送付し、健診の実施を呼びかけていますので、各施設から直接申し込みをしていただいています。

健診後の対応

一歳六か月児・三歳児歯科健診は歯科医療機関で受診するため、そのままその医療機関で定期的な口腔ケアや治療などのフォローを受けることが可能です。四歳児・五歳児歯科健診については、健診結果を記載した受診票を保護者の方にお渡しし、必要な治療などの処置を受けるよう呼びかけています。

一方、本市では乳幼児保健指導の一環として、市内七つの区役所、公民館、小学校区ごとに設置（予定）している市民福祉センター、保育所などの地域の施設に、歯科衛生士を派遣し、講話やブラッシング指導、歯科相談などを行っています。平成一三年度は、のべ二二九カ所で歯科衛生士が保健指導を行いました。また、各区役所で幼児を対象にフッ素塗布事業を行っていますが、その際にあわせて個別の相談や指導を受けることができます。

今後のあり方

北九州市では平成一一年に、本市の健康づくりに関する地方計画「北九州市健康プラン」を策定しました。そして平成一三年には具体的な目標の設定を行った数値目標版を策定しました。歯科においては、三歳児でむし歯を経験したことがない子どもの割合を八〇%以上にすること、一二歳児の一人あたりむし歯数を一本以下にすることなどを、二〇〇一

図3　むし歯を経験したことがない子どもの割合

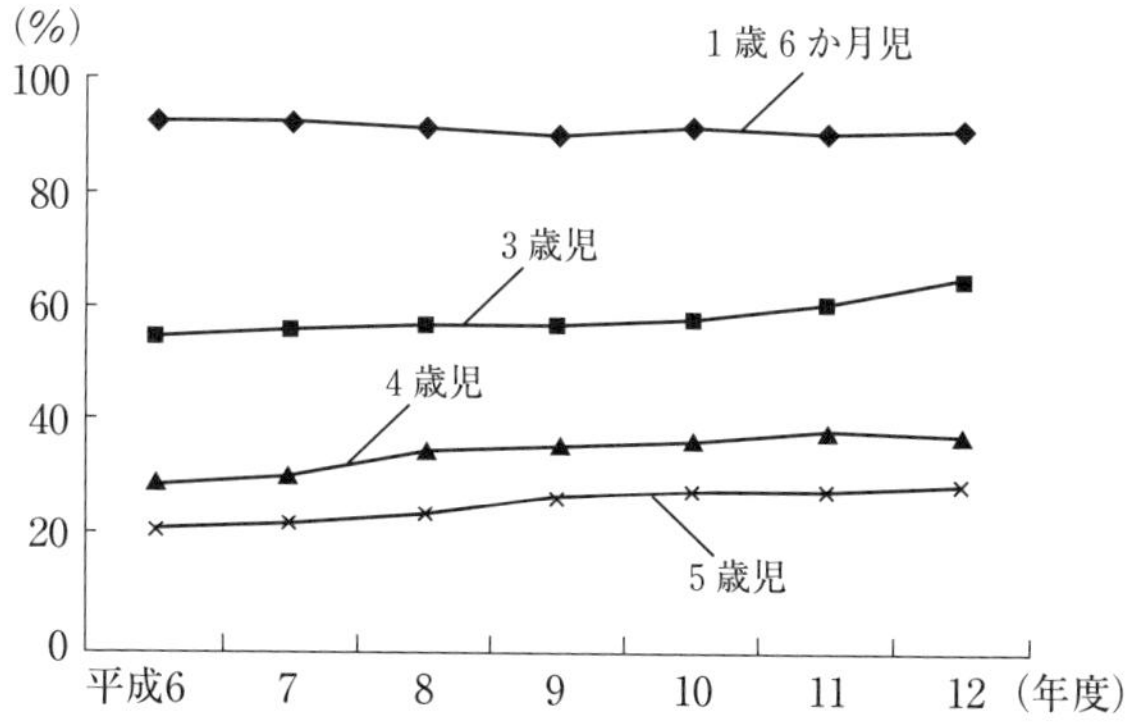

図4　1人あたりのむし歯の本数（乳歯）

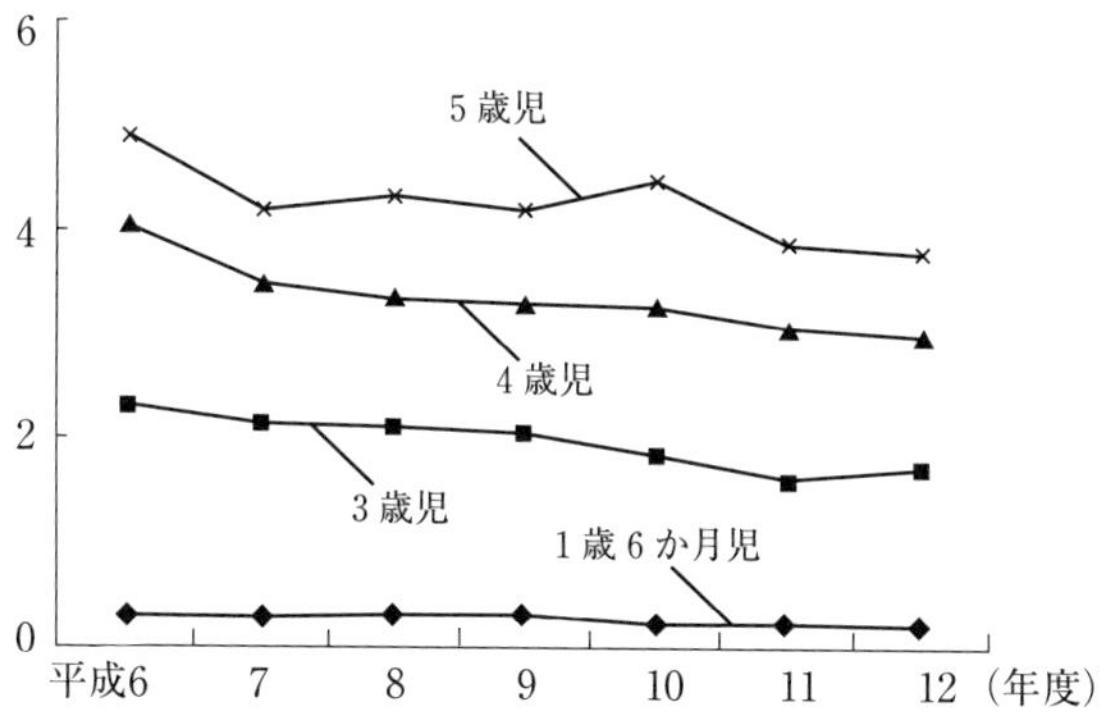

〇年までの目標値としています。(3)

図3に示すようにむし歯にかかったことのある一歳六か月児の割合は、約一割でほぼ横ばい状態です。また、一歳六か月から三歳までの間に新たにむし歯を経験する子どもの割合は減ってきていますが、減り方はまだ非常にわずかです。

乳幼児のむし歯は家族のかかわりや日常の生活習慣が大きく影響しています。妊娠中の母親も含め、子どもを取り巻く大人に対する啓発や歯科保健指導をさらに強化していくことが必要といえます。人生のスタート時期である乳幼児期の歯科保健対策をより充実していくことは8020運動の推進に大きな成果をもたらすと思われ、さらにはこのような形での育児支援をとおして、安心して子育てができる環境づくりにも貢献していけるものと期待しています。

福岡県における歯科保健の取り組み

邵　仁浩

私は、平成九年度から平成一二年度までの四年間、九州歯科大学予防歯科学講座から福岡県保健福祉部医療指導課の技術職員として出向し、実際に行政の歯科保健担当職員として県の歯科保健医療行政に従事した経験から、福岡県の歯科保健の取り組みについて紹介したいと思います。これによって、住民のみなさんにはなじみの薄い行政の歯科保健事業について具体的なイメージを抱いていただければ幸いです。

国の歯科保健対策の動向

我が国における歯科保健活動は、日本歯科医師会などの民間団体によって古くから進められてきました。大正時代から啓蒙運動として歯科衛生思想の普及活動が行われ、昭和三年には六月四日を「ムシ歯予防デー」と定め、その後、昭和三三年からは、六月四日から一〇日までを「歯の衛生週間」として、さまざまな活動が行われるようになりました。福岡県においても各地域ごとに県歯科医師会をはじめ地区歯科医師会の協力を得て歯科保健イベントを開催しています。

昭和三〇年代以降、保健所を中心として、むし歯を対象に母子歯科保健活動が活発に行われてきましたが、昭和五八年以降は、成人および高齢者に対する歯科保健対策が実施されるようになりました。平成元年には、八〇歳で二〇本以上の歯を保つことを目的とした「８０２０運動」が提唱され、現在あらゆる歯科保健対策のスローガンとなっています[4]。

このように、歯科保健対策は従来、むし歯予防に重点が置かれ、保健所、市町村の保健センターなどでむし歯の発生時期である幼児を中心に、歯科保健活動が行われました。近年になって、高齢化の進展やＱＯＬ（Quality of Life：生活の質）に対する住民ニーズの変化などに伴って歯周病対策にも力点が置かれ、８０２０運動など成人や高齢者に対する歯科保健事業の推進が図られるようになりました。

こうした取り組みにより、乳歯のむし歯については有病率の低下、治療率の向上など一応の成果をみることができました。しかし、改善状況に地域格差が認められるほか、改善率の伸びも頭打ち状態となるなど、まだ解決すべき問題点が残っています。また、平均寿命の急速な伸びに対して歯の寿命はさほど伸びておらず、生涯を通じた歯科保健対策の取り組みの一層の充実が必要とされています。このことは福岡県においても例外ではありません。それでは、福岡県の歯科保健対策についてみていくことにしましょう。

福岡県の歯科保健対策の基本指針

福岡県では、すべてのライフステージに応じた体系的な歯科保健対策を確立するため、「福岡県歯科保健医療計画」を平成六年度に策定しました。これは県の歯科保健医療行政を推進する指針として、歯科保健対策の展開、歯科医療供給体制の整備、歯科保健医療推進体制の整備などについて、計画期間中（平成七年度から一二年度までの六年間、平成一四年度に見直し予定）に取り組むべき施策、事業を明らかにしたものです。

とくに予防を中心とする歯科保健対策をライフステージに応じて総合的に推進するとともに、心身障害者（児）や要介護高齢者など、一般の歯科医院では対応が困難な人々の歯科保健医療の確保を図ることとしています。

また、歯科保健医療推進体制の整備としては、「福岡県歯科保健医療推進協議会」、「地域歯科保健医療推進協議会」を中心とすることとしています。

歯科保健対策の具体的展開

福岡県の歯科保健対策は、「福岡県歯科保健医療計画」に基づいて実施されていることを述べましたが、具体的な取り組みについてはどうでしょう。

平成一二年度現在、県歯科医師会など関係団体の協力を得て、行政主導型で行うべき歯科保健事業はほとんど実施しているといえます。これは、十数年前の歯科保健事業とは比較できないほど増加しています。事業の詳細な内容は表4のとおりです。歯科保健対策の四つの柱、「むし歯・歯周病対策」、「歯科衛生思想の普及・啓発」、「心身障害者（児）や要介護高齢者対策」、そして「歯科保健医療従事者の人材育成」のそれぞれにおいて事業を実施していることがわかります。

とくに、行政支援が必須である、一般の歯科医院では対応が困難な心身障害者（児）や要介護高齢者の方々の歯科保健医療の確保は、事業展開の重要な柱の一つです。こうした歯科保健対策には、治療可能な歯科医療機関の確保と、歯科健診・指導などによる口腔衛生状態の改善という二つの課題があります。

歯科医療機関の確保対策については、平成九年度に病院歯科を中心とした心身障害者（児）の歯科医療に関する実態調査を行い、それに基づいて「心身障害者（児）対応歯科医療機関名簿」を作成して各保健所などに配布し、専門医療機関の確保を図っています。

一方、歯科健診・指導などによる改善対策についても、平成九年度から「特殊歯科保健医

表4　福岡県歯科保健事業体系

	事業名（開始年度）	事　業　内　容
う蝕・歯周疾患対策	歯科衛生推進事業（昭和52年〜）	○県全体の歯科保健に関する課題などを検討して事業実施に反映させることを目的とした協議会を設置・運営し，地域保健制度における県の歯科保健事業対策の確立を図ります。
普及啓発	8020運動推進普及啓発事業（平成4年〜）	○歯科保健に関する適切な知識（歯みがき指導，食生活指導，歯科健康診査など）を広く県民に普及啓発します。高齢者よい歯のコンクール（80歳で20本以上の歯を保っている人の表彰）などを企画した歯科保健大会を開催しています。
要介護者等歯科保健対策	・心身障害者（児）歯科保健医療推進事業（平成1年〜） ・在宅寝たきり高齢者等歯科保健推進事業（平成4年〜） ・要介護者等歯科保健医療推進事業（平成12年〜） ・特殊歯科保健医療推進事業（平成9年〜）	○心身障害者（児）や在宅寝たきり高齢者などの介護を必要とする方々に対して，一般の歯科医院では対応が困難な場合の後方支援病院を確保するなど，県の歯科保健医療体制の整備を図ります。また，県保健所では，要介護者の歯科健診を実施し，口の健康の改善や管理を図ります。
人材育成	要介護者等歯科保健医療推進事業（平成12年〜）	○歯科医療従事者に要介護者の歯科治療に対応できる知識や技術習得のための研修を実施し，資質の向上を図ります。
歯科救急	休日急患歯科診療確保対策事業（昭和58年〜）	○県歯科医師会および地区歯科医師会と連携して，県民の休日などにおける歯科診療を確保し，県の歯科救急医療体制を整備します。

療推進事業」を実施しその充実を図っているところです[5]。

歯科保健対策の課題と今後の展望

福岡県の歯科保健対策の今後の発展を考えると、克服すべき課題を二つあげることができます。一つは、歯科保健事業の評価システムを確立することです。各事業で得られたデータは、事業の評価やその後の事業発展への重要な指標となり得ます。そのため、平成九年度に構築した歯科保健データベースを充実させ、有効活用することが重要です。データベース活用については、県・市町村・歯科医師会などの関係団体との連携を強化し、歯科保健データの共有化のため県内で統一した歯科健診票を使用するなど、データ集積・管理・評価システムを確立することが重要です[6]。

もう一つの課題は、実質的事業主体である歯科医師会との調整です。これは、住民のみなさんが想像する以上に難しい業務です。行政側は歯科保健事業実施に際して専門職団体である歯科医師会に依存するところが大きいにもかかわらず、この職業に対しての理解があるとはいえません。また、歯科医師会側としては、歯科保健事業の内容や効果などを行政と議論する場があまりにも少ないので、なかば強制的にやらされているという不満があると、少なからず私は耳にしたことがあります。

具体的な例をあげると、ほとんどの歯科医院が再来診療については予約制をとっているところが多いと思われますが、そういった場合、行政側から事前の説明が不足したままで歯科健診の依頼があったとき、予約の変更や、場合によっては予約変更に伴い診療内容に影響がでることも考えられ、行政に対してよい心情を持てない状況をつくってしまうこともあります。このことは視点をかえると、行政側が、歯科医師に対して「歯科保健に理解がなく非協力的だ」という認識を持ってしまうという危険性すらあります。

このような溝ができてしまうのは、歯科保健医療を推進する体制に問題があるからで、この溝をお互いにもっと積極的に埋めていく解決策を見出すには、行政側と歯科医師会側との論議の場が必要でしょう。また、行政側も、県民に対して効果的に歯科保健対策が行えるよう、歯科保健事業の実質的な担い手である歯科医師会など関係団体との調整をしっかりと行う必要があります。

これら二つの課題に取り組んでいくためには、福岡県庁に歯科医師一名はあまりにも少なく、最低限、福岡県を四ブロック（北九州、福岡、筑豊、筑後）に分け、歯科医師をそれぞれ一名ずつ配置しなければ、現在実施されている歯科保健事業が県民に効果的に反映されることなく終わってしまうのでは、と私は考えますが、みなさんはどうお考えになるでしょうか。

イギリスにおけるオーラルヘルスプロモーションの試み

秋房住郎

私は平成一二年度、福岡県の海外研修員として一年間イギリスで研修する機会を得ました。この間イギリスの保健行政の一端を垣間見ることができましたので、紹介します。

科学的根拠のあるヘルスプロモーション戦略

多くの先進諸国では、早くから科学的根拠に基づいたヘルスプロモーション（EBHP: evidence based health promotion）を実践・評価するためのシステム構築が行われてきました。西欧諸国では日本に先駆けて、二〇世紀中盤に小児むし歯の大流行（むし歯パンデミー）が起きましたので、歯科におけるEBHPではとくに小児むし歯を対象としてきました。効果的なEBHPを実践するためには病因論と予防方法を確立する必要がありますが、幸いなことに、小児むし歯の病因（ミュータンス連鎖球菌の感染、蔗糖の過剰摂取などの不適切な食生活）と、その効果的な予防方法はある程度確立していたため、小児むし歯はほかの病気ではなかなか実践することが難しい「特異的な一次予防」（病気を特定して、その病気を予防するための健康増進を図ること）が可能な疾患として認識されています。このように小児むし歯はＥＢＨＰの実践の場として適していたため、多くの西欧諸国ではフッ素を用いた行政主導型の公衆衛生プログラムを実施してきました。その結果、イギリスではこの二〇年間で五歳児および一二歳児のむし歯経験歯数はそれぞれ五〇％および七五％減少しており、小児むし歯に対するＥＢＨＰ戦略はみごとに成功したといえます（注…イギリスの上水道フッ素化率は一三・二％で、全身応用は進んでいません）[7]。しかしこの成功により、新しい問題が浮き彫りにされてきました。

社会的格差という問題

フッ素を用いたＥＢＨＰ戦略が本当にうまくいったか確認する作業が多くの研究者の間で行われましたが、そのなかで社会学的な分析も試みられました。その地域に住んでいる人々を経済状態、受けた教育、社会的地位、また、その国の言葉を話すことができるかなどを総合的に判断して、社会的クラスを上からクラスⅠ～クラスⅤまでに区分した場合、クラスⅣ、Ⅴの一二歳児のむし歯罹患率は、クラスⅠ～Ⅲに比べると二倍程度高いことがわかりました。クラスⅣ、Ⅴにはアジア系の移民、黒人、貧民区の人たちが含まれています。バーミンガムの調査では白人のむし歯経験歯数（ＤＭＦＴ）は一・六本であったのに対して、アジア系の子供のそれは二・九本でした。このことから、現在、むし歯抑制を阻む要因として社会的格差が大きくクローズアップされています。

社会的格差は、むし歯をはじめとする多くの疾患の社会学的危険因子であることがわかっていますが、現在の日本は経済的・教育的な面で比較的高いレベルで均質であると認識されているため、社会的格差がオーラルヘルスプロモーションの大きな障壁として取り上げられる機会はほとんどありませんでした。しかし、確立した市場経済都市であると同時に、人種が多様な多文化社会のニューヨークやロンドンでは、解決すべきヘルスプロモーションの問題として社会的格差が常に身近な形で存在しています。

イギリスには「ゆりかごから墓場まで」といわれた社会保障制度「ベヴァレッジ報告」の一環として誕生した国民保健サービス法（NHS: National Health Service）があります。すべての国民に予防、治療、リハビリテーションを含む統合的な医療サービスを原則無料で提供するものですが、日本と異なる点は、保険方式ではなく税金によるサービス方式で、イギリス独自の医療保険制度です。ＮＨＳを利用するには、その人が住んでいる地域のＮＨＳの医療機関に登録する必要があり、かかりつけ医療機関が決められます。そこには一般医（GP: general practitioner）が常勤しており、患者はGPの診断に基づき、必要に応じて専門医に紹介されます。歯科でも同様にNHSの歯科診療所に登録して定期的に受診するため、かかりつけ歯科医の管理下に入りますが、前出のバーミンガムの調査では、白人の子供がNHSの歯科診療所に登録している割合が六八％であったのに対して、アジア系の子供は二八％しか登録していませんでした。歯科の受診行動についても社会的格差が障壁となっていることがわかりました。

イギリスではどう取り組んだか

オーラルヘルスプロモーションを展開するうえで、障壁となっている社会的格差の問題を打破するため、NHSは歯科に関する新しい取り組みとして、二〇〇〇年九月に「NHS歯科医療の近代化に関する要綱」（Modernising NHS Dentistry Implementing the NHS Plan）(8)を発表しました。要約すると以下のようになります。

（1）歯科診療に対するアクセス方法の改善（多様化）

イギリスの歯科診療所は私費診療を行っている所が多いため、どこでNHSの歯科診療を受けられるかといった情報を得るために地区ごとにデンタルアクセスセンターがあります。また、歯科医療サービスを提供する施設を多様化させ、サービス受領者による選択の幅を広げようと試みています。

（2）歯科医療従事者の職能の向上

ＮＨＳの歯科医療従事者はその職能を常に向上するように管理されています。

（3）オーラルヘルスプロモーションの実際

社会的グループ間の格差があっても、五歳以下の小児ではその差がまだ小さいことから、このプランでは五歳以下の小児を対象の一つとしています。

①歯みがき習慣を早く身につけた子どものほうが遅く身につけた子よりむし歯になりにくい
②フッ素入り歯みがき剤はむし歯予防に効果的である
③社会的下層グループの子供は定期的に歯科診療所に通わない

以上のように現状を分析した後、「五歳児の平均むし歯経験歯数を一本以下」と、「五歳児の七〇％にう蝕経験がない」ことを二〇〇三年までの目標としています。

六歳以上の子どもであれば、学校が非常に有効なヘルスプロモーション実践の場として活用できますが、五歳以下の子どもは、その子の属する地域、とくに家族に対する支援が戦略の中心となります。地域ケアの拠点として、パートナーシップグループがいくつか存在します。その内の一つである「シュア・スタート」(Sure Start) では、恵まれない地域や家族の子どもが、その人生をよりよい形でスタートできるようにプログラムが組まれており、地域や家族をサポートすることで、その子が歯科を含めた保健・福祉サービスを受けやすいようにしています。また、人種間の文化の違いも障壁となっているため、対象とする地区の女性をヘルパーとしてトレーニングし、その地区で暮らす家族をサポートするプログラムも取り入れられています。

実施する地域の規模の設定など、改善すべき点は多いようですが、オーラルヘルスプロモーションは保健・福祉施策の一環として行われており、GPによる管理から安価な地域ケアによる予防管理に移行しています(9)。

オーラルヘルスプロモーションが目指すもの

このようにイギリスでは社会的格差から生まれる問題を解消するため、社会的下層を対象とした体制整備を行政主導型で行っています。アイルランドで二〇〇〇年に行われた口腔衛生の国際学会では、アイルランド首相が出席して開会祝辞を述べており、その取り組みが国家レベルで実施されるものであることが強く意識されています。

ＮＨＳのヘルスプロモーション戦略は問題点と方法がともに明確であり、具体的方策もはっきりしているため、研究者を含めて、歯科保健医療従事者のやるべきことが明確になっており、推進力が非常に高いと思われます。

日本においても野宿生活者（ホームレス）や近隣諸国などからの外国人就労者の方々の健康問題は無視できなくなってきており、彼らの口腔内環境を調査した研究もいくつか見られるようになっています。我が国においても社会的クラスに応じた、系統立った健康施策を実施する時期にきているのかもしれません。

唾液の粘り気測定器

西原達次

人間が生きていくうえで、「美味しく食べること」や「楽しく喋れること」はきわめて重要です。とくに、生きがいにもつながる「物を食べる喜び」をできるだけ長く維持することは、高齢者の生活の質的向上（Quality of Life）をもたらします。「８０２０運動」は、「健康な歯をできるだけ長く残し、八〇歳になっても物を美味しく食べる喜びを感じ、心豊かな生活を味わいましょう」ということを目指しています。

しかし、健康な歯が残っているだけで、「食べる」、「飲みこむ」、「話す」といった口腔機能が円滑に営めるのでしょうか。こう考えたとき、普段の生活のなかであまり目立たない存在である唾液の役割が大きくクローズアップされてきます。例えば、風邪で鼻がつまって口の中が乾いたりすると、食事が美味しくなくなるということをしばしば経験します。その大きな理由の一つに口腔乾燥をあげることができます。

高齢者、とくに要介護や寝たきりの方では、唾液の減少が見られ、物を美味しく食べられないだけでなく、口腔の機能に障害が出ていることも少なくないからです。

常時、口腔乾燥状態が続くとさまざまな疾患が引き起こされてきます。歯科疾患では、う蝕や歯周病が代表例としてよく知られていますが、高齢者の死因のトップを占める肺炎の発症に唾液減少が大きく関わっていることを忘れてはなりません。人間は、食事をしていないときでも、知らず知らずのうちに、嚥下《えんげ》（飲みこみ）をしていますが、これを促しているのが唾液です。したがって、唾液が減少すると嚥下の回数が減少し、いざ食事というときにいきなり食べ物を口にするとむせてしまいます。さらに、むせる際に出る咳を司っている脳の機能が、脳梗塞などの脳血管障害で冒されていると、むせることができず、唾液や食物は食道ではなく気道に入り、いわゆる誤嚥性肺炎を発症する原因となるのです。

では、どのようにすれば唾液の分泌量をチェックできるのでしょうか。これまで臨床の場では、吐唾《とだ》法をはじめとするいくつかの方法が行われてきました。しかし、これらの方法は、唾液が少ない人には適応しにくいなどの欠点を有しています。そこで我々は、より簡便でかつ客観的に評価できる機器の開発を進めてきました。

唾液の分泌が低下して、唾液の粘稠《ねんちゅう》性が高まった患者さんの口腔内写真を見てい

図５　口腔内が乾燥しはじめる前に，このような症状が見られる

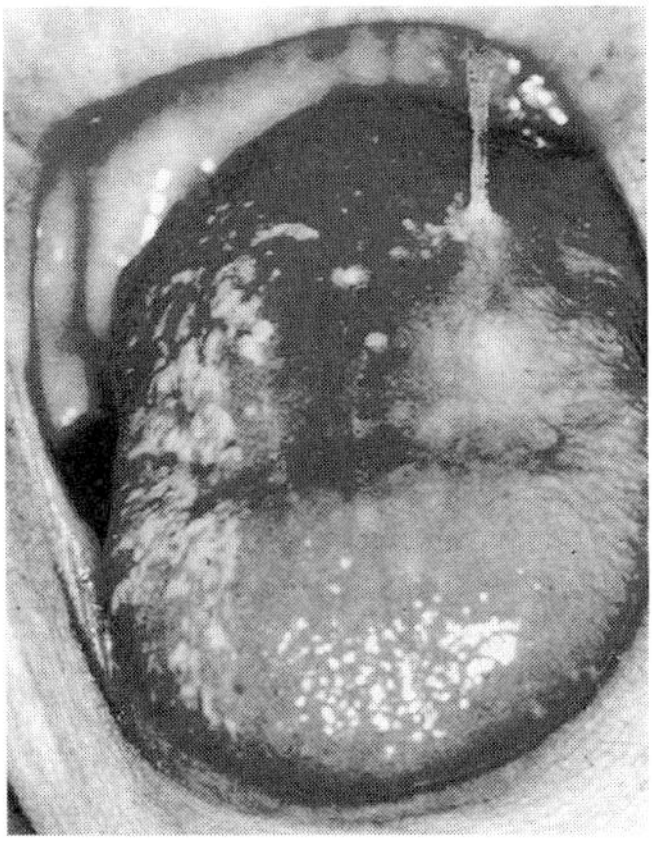

図６　曳糸性測定装置

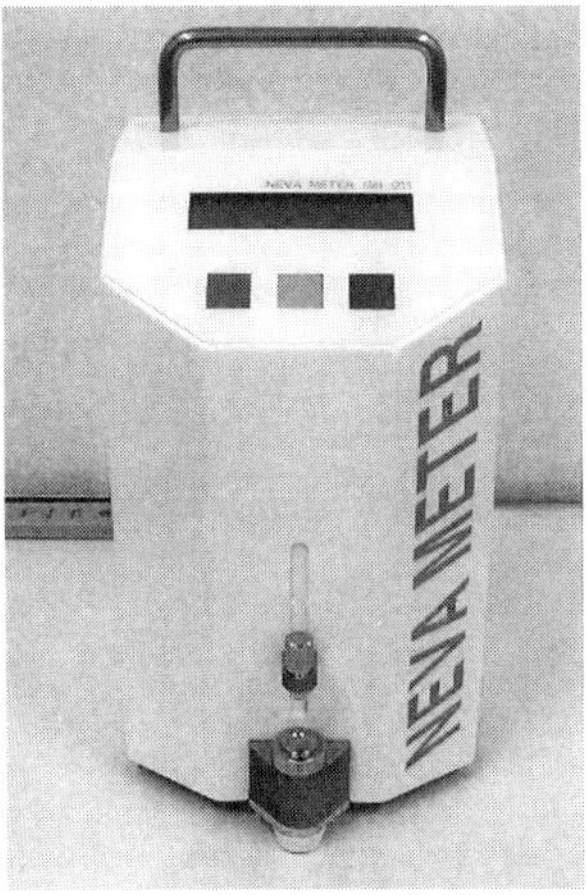

ただくとおわかりいただけますが、唾液が糸を引いたような感じになります（図５）。このような患者さんで、唾液の分泌がより少なくなると、口の中が乾いて口腔乾燥症と診断されるようになります。写真で見られる状態はその前駆状態ということができます。

　我々は、臨床症状が出る前に口腔乾燥症を診断できたらと考え、唾液の粘稠性を唾液の糸引き度で表示できる装置（曳《えい》糸《し》性《せい》測定器）を考案しました（図６）。現在、試作器を使って、臨床的に有効なデータが得られるか検証しているところです。

　さらに、この曳糸性測定器だけでなくその他にも、唾液の症状を客観的に調べることができる検査法を開発し、平成一三年度

の厚生科学研究・長寿科学総合研究補助金で調査研究を展開しています。

近い将来、これらの成果をもとに、唾液の性状を家庭でチェックできる装置の開発につなげていきたいと考えています。ご期待下さい。

【第4章・参考文献】

（1）「平成一二年国勢調査結果」（その2）北九州市総務局、二〇〇一年。
（2）「平成一二年北九州市衛生統計年報」北九州市保健福祉局、二〇〇二年。
（3）「北九州市健康プラン」（数値目標版）、北九州市保健福祉局、二〇〇一年。
（4）厚生統計協会「国民衛生の動向・厚生指標」47巻、二〇〇〇年。
（5）「保健所歯科保健事業の手引き」福岡県保健福祉部医療指導課、一九九八年。
（6）「市町村歯科保健事業実施マニュアル」福岡県保健福祉部医療指導課、一九九九年。
（7）Lowry RJ : Antifluoridation propaganda material-the tricks of the trade. Br. Dent. J. 189: 528-530, 2000.
（8）Modernising NHS Dentistry -Implementing the NHS Plan. Department of Health, UK, 2000.
(http://www.doh.gov.uk/dental/strategy で閲覧できます)
（9）新庄文明「英国における地域歯科保健の実状に関する研究」（「健康科学総合研究推進事業研究報告書」二〇〇一年）

第5章

職域からの報告

事業所における巡回歯科保健活動

高野ひろみ

私の所属する日本口腔保健協会では長年にわたって、企業の健康保険組合などの依頼により、事業所を訪問して歯科保健相談事業を行っています。活動の内容は、「歯の喪失を防ぐ」ことを目標に、「歯や歯肉のチェック」、「歯の汚れや歯石のチェック」をし、その方に適した歯口清掃の指導をすることです。

成人の歯を失う原因は、むし歯が約三七％、歯周病が五〇％、その他（外傷など）が一三％と報告されています。成人のむし歯については、すでに罹患している場合が多いので再度悪くなることがないような指導が必要となります。しかし、むし歯以上に問題となるのは歯周病です。歯周病は「口の生活習慣病」といわれ、痛みなどはあまりないまま進行します。したがって成人期ではとくに歯周病の予防と治療が重要です。また、失った歯に対しては義歯の装着などを勧め、咀嚼機能を回復することが歯科保健上重要となります。

定期的な歯科保健指導を

図1は、平成一一年に実施した五五事業所一六九一人のなかで、継続的に健診に参加している人々の現在歯数のデータと、厚生省が六年ごとに実施している「歯科疾患実態調査」(平成一一年）とのデータを比較したものです。二〇代、三〇代ではほとんど差はありませんが、五〇代では四本近い差がでています。六〇歳を過ぎると多くの方が退職するため把握できませんが、この傾向がより進むことは推測できます。

図1　年代別一人平均現在歯数

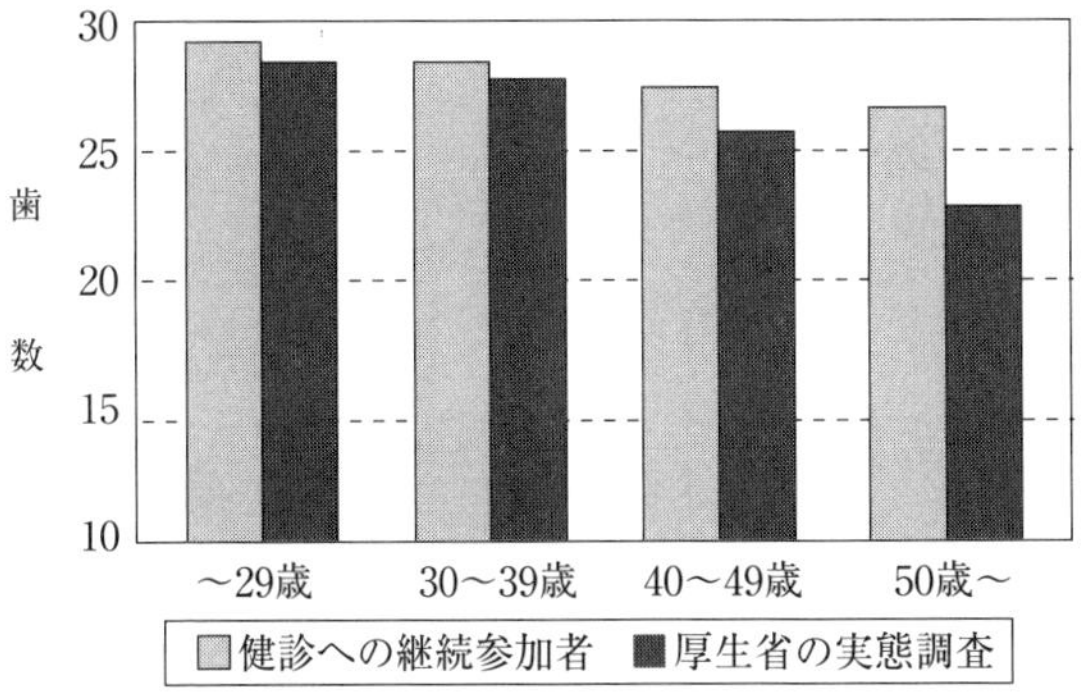

自覚症状の調査では、「食べ物が歯と歯の間に挟まる」と答えた人が一番多く約七五％、「痛む、しみる」が三九％、また三七％の人が「歯ぐきから血が出る」と訴えており、歯周病と思われる症状が現れています。

歯周病は年代が進むにしたがって重症化する人が増えますが、継続的に保健指導を受け自分の口に合った歯みがきを実行している人には重症の歯周病が少なくなっています（図2）。このことから定期的にチェッ

図2　歯みがき法の違いと歯周病になっている人の割合

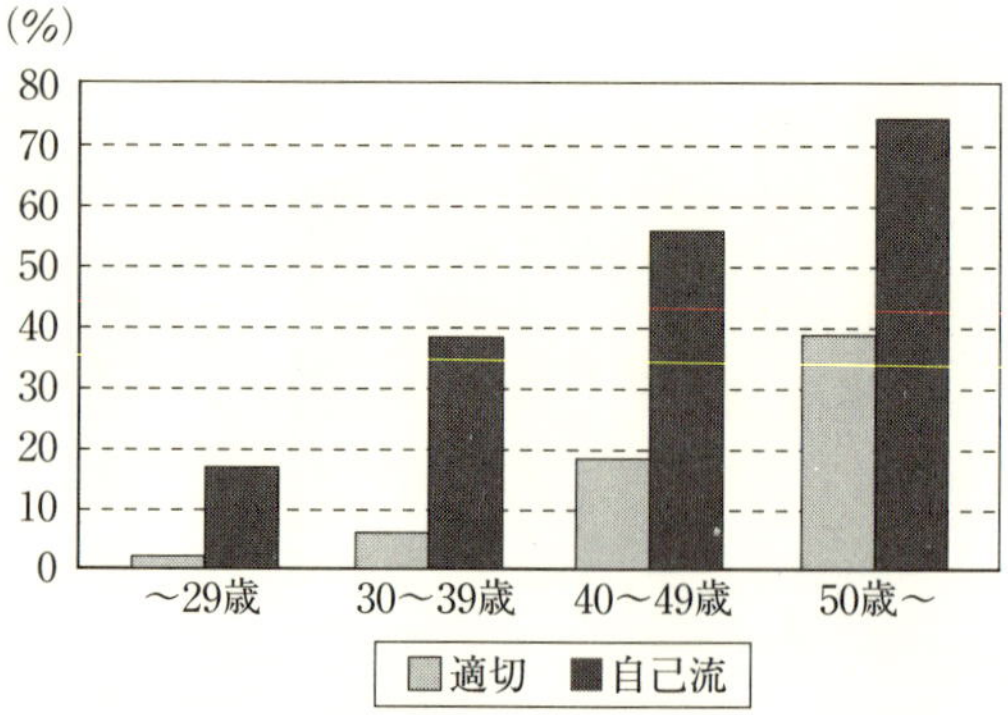

クを受けることの重要性がうかがえます。

ご存じのとおり、口は食物を摂取するたびに汚れますし、たくさんの細菌が生息する場所です。したがって、「歯口清掃」つまり歯みがきが大切であり、毎日のことだからこそ、歯みがきの重要性を理解し、自分に合った方法で実践することが大切です。

また、歯みがきの重要性は歯周病予防のためばかりではありません。「風邪は万病の元」といわれますが、いつも口腔を清潔にしている高齢者には風邪や肺炎の発病が少ないことも知られてきています。本協会ではこのようなことを踏まえて歯科保健事業を展開しています。

歯科保健は人々の健康な生活を支えるうえで大切なポイントなのです。私たちは、事業所の所在する地域の医学部や歯学部にご協力をいただき、勤務者が歯科保健指導を受けやすいように事業所を巡回して歯科保健相談を実施しています。

８０２０は一日にしてならず

毎日の生活習慣が大切です。「８０２０」は歯や口の健康目標です。平均寿命が八〇歳の現在、八〇歳になったときに二〇本以上の歯が残っていれば、生涯自分の歯でおいしく食べることができます。食は健康の源です。８０２０実現のステップとして、まずは六〇歳で二四本以上の歯を保つことをめざしましょう。

自衛隊の歯科医療にたずさわって

菊池慶子

近年では、ＰＫＯ（国連平和維持活動）をはじめ国際貢献、災害派遣などの報道で自衛隊もマスコミに出ることが多くなってきましたが、自衛隊に歯科医師がいることをご存じでしょうか。

私は、自衛隊の歯科医官となって勤務して一二年になります。現在までの勤務地は、東京、群馬、熊本と何カ所か転勤してきました。平成一三年八月より、小倉駐屯地（現在は国分駐屯地）にて勤務しております。

そもそも、私が歯科医師になるきっかけは、自分自身幼少期からむし歯が多く、歯並びも悪く、歯科医院にずっと通っていたことからでした。学生実習では、お互いに口腔内を診られるため非常に恥ずかしい思いをしました。なかには、全く治療痕のない人もいたのに、どうしてこんなに差があるのでしょう。ある時、母に尋ねてみたことがありました。

母の返事は、「小さい頃は歯を磨かなかった、そんなことは知らなかった」というものでした。

現在の情報化社会では、テレビをつければ歯の健康に関する番組、コマーシャルがあり、子ども番組では「仕上げはおかあさん！」といって歯みがきを推奨しており、乳歯は磨かなくてもよいと思っている母親はいないと思います。歯科医師も増え、歯の健康意識も高まってきていますので、小児のむし歯保有率は下がってきています。また、一歳六か月健診や三歳児健診の普及により、乳児期の食事指導や歯の衛生指導、小児のむし歯の予防的な処置も受けられるようになりました。多くの母親が乳幼児期の歯の手入れの大切さを知識として持つようになったことは、喜ばしいことです。

ただ、中年以降の歯周病はいまだに多く、年のせいと誤解している方も多いようです。歯周病は生活習慣病の一つであり、生活習慣の改善と適切な歯みがきの仕方と、定期的な歯石除去によって発症を予防することができるのです。同じ年齢でも、歯に関心をもっているか否かによって、歯の状態にはかなりの差があります。

自衛隊では、二〇代から五〇代の隊員が治療対象となります。自衛隊の病院では隊員の家族まで診療していますが、駐屯地の医務室では隊員のみを診療しています。歯科医師数は、近年全国的に増加してきましたが、自衛隊においても同じ事がいえます。十数年前は自衛隊の歯科医師の充足率は低かったのですが、ここ数年で増えて、ほとんどの駐屯地に歯科医師が一人ずつは配置されるようになりました。歯科の機材や材料に関しても、最近ではかなり充実しており、なんら開業の歯科医院と変わらないといってよいでしょう。職場では、主に一般的な歯科治療に従事していますが、歯の健康意識の高揚も大事な仕事と考えています。

自衛隊の使命は、国民の平和と独立を守り、国の安全を保つことにあると謳われています。そのために自衛官は、日々訓練や体力づくりに励み、いざという時に備えています。健康維持、体力づくりも使命の一つといってよいでしょう。そのため入隊前の健康診断をはじめ、毎年春の定期健康診断、教育に入る前の健康診断、三五歳以上の成人病健診など、健康状態のチェックは、どの職場より頻繁にあります。隊員各個人が身体歴を持ち、自衛隊入隊から除隊までの間、どこに転属しても常に持ち歩きます。歯科健診も、年最低一回は健康診断を受けることが義務化されており、総合判定の一項目となります。歯科における健診項目としては、歯鏡でのむし歯診断、視診での歯肉炎、歯周疾患の有無、歯石の有無、顎関節症の有無、そのほかの異常を診ます。

自衛官は完全無欠の健康体である！と思いがちでありますが、実際はかなりばらつきがあります。頻回にある演習の間は生活も不規則となり、歯みがきもできる環境ではありません。一般の人々と同様に、歯の健康に関心があるか否かによっても歯の健康状態はかなりの差があります。毎年歯科健診を行っており、隊員に歯科疾患を指摘しておりますが、やはり痛くならないと受診しない人が多いようです。また歯科受診はしても、訓練や演習などにより歯科治療の継続性を欠き、疾患が悪化してしまうケースが少なくありません。そのため、予約を忘れたりする方には、電話連絡で呼びだす場合もあります。こういう一見押しつけがましいこともできるのは、職域の医務室歯科の特徴かもしれません。今までの勤務地では、歯科に関する情報を衛生記事に載せ、歯科健康診断結果を個人配布し、歯科受診への動機付けとしてきましたが、三年ほどで転勤になるために、継続的に観察できないのが残念です。

私の勤務地である小倉駐屯地は、北九州市の小倉南区北方に位置し、モノレール競馬場駅から近くて交通の便も非常によく、周囲は都市高速や国道に囲まれ、北九州市立大学もあり、便利な都市型の駐屯地といってよいでしょう。隊員は一〇〇〇人程で、普通科連隊を主体としています。その中に歯科医師が私一人です。歯科衛生士は所属しておらず、准看護師の陸曹（多くは男性）が助手としてついています。厚生省（現・厚生労働省）の調査と比較すると、歯科医師一人あたりの人口は下回っており、この駐屯地においては、医療サービスを提供するには恵まれているといってよいでしょう。しかも、駐屯地の外にも開業の歯科医院が多く存在し、隊員の歯科受診の選択肢は多いと考えられます。その環境のせいか、今まで勤務してきた駐屯地と比較すると、非常に隊員の歯科疾患に対する意識が高いように感じます。歯石除去やメンテナンスだけで通院する隊員もなかにはおり、非常によいことと奨励しています。ただ、やはりばらつきがみられ、歯科疾患を治療せずそのまま放置していた隊員もおり、継続的に通うよう日々指導と治療を行っています。

医療費の自己負担もますます上がっていくこの頃、歯科医療も予防にもっと力を入れていく必要があると思います。自衛隊においても、一般においても、大きな差はありません。歯に関心の高い人ほど、生涯残せる歯が多いことでしょう。歯科医師として、今後さらに隊員の歯に対する関心を高め、重症化する前に定期的に歯科を受診し、メンテナンスを推進する努力をしたいと考えています。今後自衛隊の任務もますます多様化していくことを考えますと、さらなる隊員の健康管理が大切になるでしょう。

みなさんに、若いときからの歯の手入れの仕方によって、一生自分の歯で食べられるかどうかが左右されることを、もっと知っていただきたいと思います。また、お子さんを持つ方には、子どもの歯の健康にも関心をもってほしいものです。

定期的なメンテナンスと早期の治療を受けて、年齢をかさねてもおいしく食事する喜びは失いたくないものです。歯を守ることは、全身の健康維持にもつながることなのです。

口腔保健のすすめ

安東美幸

労働衛生コンサルタントとして

私は、労働衛生コンサルタント、また歯科医師として、大分県のある職場におけるトータル・ヘルスプロモーション・プラン（ＴＨＰ）のなかで、口腔健康教育を行ってきました。

労働衛生コンサルタントとは、労働安全衛生法に基づき働く人の衛生水準の向上を図るため、職場の衛生についての診断およびこれに基づくコンサルタント業務を行う人のことをいいます。仕事の内容は、職場の衛生診断およびそれに基づく指導、衛生に関する専門的な教育訓練、衛生に関する評価、調査および研究などです(1)。

我が国は急速な高齢化社会に移行しており、労働力人口に占める高年齢労働者の割合も急増しています。労働力の担い手となる中高年者は生活習慣病にかかっている人が多く、その発症を予防したり、症状の進行を抑えることは労働力の安定供給のうえでも必要です。

そこで、職場で働く人の健康の保持増進のために、THPが始められました。これは働く人の健康測定を行い、その結果に基づいて運動指導、保健指導などを行うものです。

まず二〇代から五〇代までの男女の参加者に対して、歯周病の自覚症状と歯みがき指導の調査を行ないました。[2]自覚症状である、歯肉がむずむずする、血が出る、口臭がする、歯肉がはれる、歯が動くなどの項目で歯周病の進行度を測定しました。二〇代では正常だと感じる人が七割以上いますが、三〇代になると半分の人が自分の歯肉に自信を失ってしまいます。四〇代では七割の人が歯周病の治療を受ける必要を感じていました。歯みがき指導を受けたことがある人は全体で二割ぐらいしかいませんでしたが、二〇代では歯肉が正常な人が指導を受けていたのに対し、三〇歳以上では歯周病に罹患していると思われる人が歯みがき指導を受けていました。

「口腔ケア」は、生まれる前、つまり妊婦に口腔健康教育をするところから始まります。出生後は、一歳六か月児健診や三歳児健診を受診します。小学校に入学すると、毎年歯科健診があり、中学校、高校まで全身の健康診断とともに行われます。ところが就職した後の二〇代以降、とくに中高年に対する口腔保健活動は、あまり行われなくなります。中高年にとって喫煙やストレスも歯周病を悪化させる原因ですし、糖尿病や虚血性心疾患など

図３　歯の汚れと現在歯数

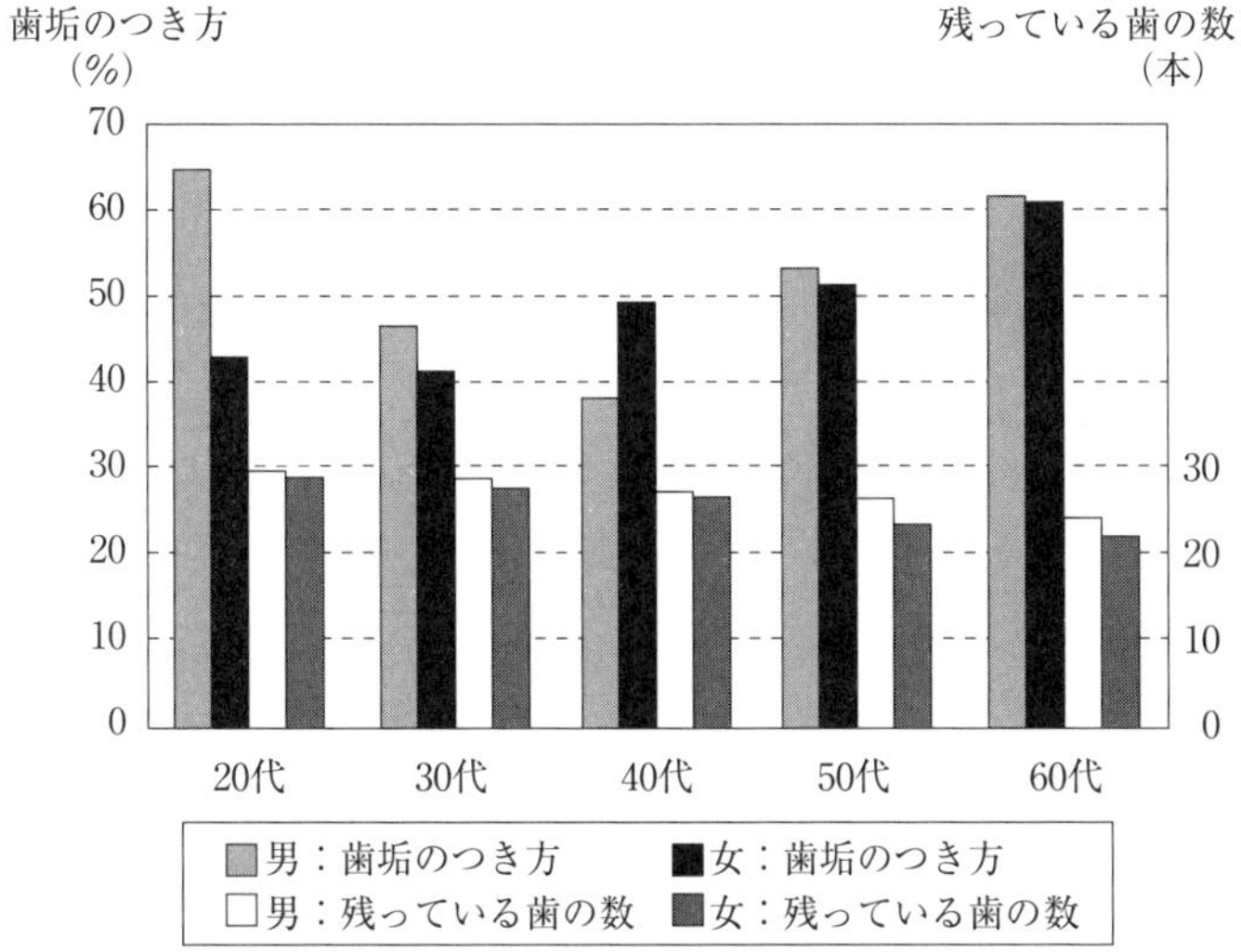

の全身的疾患を抱えていたり、特定の薬を常用していると、口腔にもトラブルが起きやすくなります。歯の磨き方一つとっても一〇代と三〇代以降では違いがあるのは当然です。

開業医として

私は労働衛生コンサルタント業務と合わせて大分市で歯科医院を開業し、口腔ケアの指導にも取り組んできました。図3は私の歯科医院で得た、残っている歯の数と歯の汚れ具合として、歯垢のつき方を数量化したデータを示したものです[3]。

一人平均現在歯数は、二〇歳から四〇代までは男女の差があまりみられません。男性は二〇代から徐々に歯の数が減ってきますが、女性は五〇歳を過ぎると男性に比べ急に減ってしまいます。

次に歯の汚れ具合をみると、二〇代の女性は「口腔ケア」をおしゃれの一つとして考えているのかもしれませんが、とてもきれいです。これに対して男性の二〇代は、口の中にほとんど関心を払っていないようにみえます。ところが三〇代になると男性も口腔の健康に注意を向けるようになります。このデータでは四〇代の男性の歯の汚れが最も少なくなっていますが、これは本当に歯みがき指導を受ける必要のある人が来院していないのではないかと推測されます。抜けてしまう歯が増えると、それに伴ってブリッジや義歯などの修復物に変わるので、ますます歯みがきが難しくなります。そのため五〇、六〇代になると、男女とも歯の汚れがさらに目立ってきます。

この調査結果から考えますと、男性は二〇代に口腔ケアの指導をしっかりと行うことにより、三〇、四〇代で歯の喪失を予防できるのではないかと考えられます。四〇代の女性は、育児、介護などに忙しく、自分の健康まで手が回らないのかもしれません。とくに五〇歳を過ぎると体力的、生理的機能も低下しますので、歯を失う割合も高くなります。四〇代からの歯の喪失と全身の健康の間には密接な関係がありますので、壮年期から老年期に至る生活の質を向上させるためにも、この世代での歯の喪失を予防することはとても大切です。そのためこの時期に、口腔の健康診査や健康教育を受けることは重要なのです。

しかし仕事や生活に追われ、なかなか歯科医院へ行ってその機会を得ることができないのも現実です。そこで、職場におけるＴＨＰのなかに口腔保健をもっと取り入れる必要があるのです。なるべく自分の歯をたくさん残し、食べ物をしっかり噛んで食べることができるならば、全身の健康状態も良く、自立した生活を送りながら、充実した老後を過ごせることでしょう。

ご存じですか、口臭外来

濵嵜朋子

あなたは自分の口の臭いが気になったことはありませんか？　口臭があるのか、ないのか、親しく心を許している人であれば、尋ねることもできるでしょうが、実際には聞けずに、悶々と悩んでいるという人は意外に多いようです。話すということはコミュニケーションの重要な手段なのに、口臭が気になりだすとそれが障害となって人間関係がうまくいかなくなります。また、自分では気づかなかったのに、家族に指摘されたという方もいらっしゃいます。スプレータイプの口臭予防薬を使用する人がいますが、これは一時的に臭いをマスキングしているにすぎません。こんなときどうすればよいのでしょう。

このように、口臭を気にする方のために、九州歯科大学の附属病院では口臭外来が開設されています。口臭外来ではどのようなことが行われているのでしょうか。

まず口臭を測定します。測定方法は、嗅覚による（鼻で臭う）ものと、分析機器によるものがあります。これによって口臭の強さを判定します。口臭の治療には口臭を客観的に判断することが重要です。口臭は自分で気づく場合と他人に指摘される場合と二通りありますが、臭いは伝わる過程で〝臭い順応〟を起こすため、自分の口臭はわかりにくいのです。口臭の自己評価と実際の口臭度との間には関連が認められていません。口臭の自己診断は不可能なのです。

口臭測定により、次のことを分析していきます。社会的に容認されない程度の口臭があるのかどうか。原因は口の病気か、全身の病気か。また口臭がなかった場合は、なぜ口臭があると感じたのか、などです。

全身の病気による口臭は非常に少ないことがわかっています。消化器系の疾患を口臭の原因と考える人が多いのですが、食道は普段閉鎖しているため、おう吐やげっぷ以外で胃中のガスが漏れることはありません。

口臭の原因の多くは口に由来するものなのです。口腔由来の口臭の原因として、舌の上にある白い舌苔、歯周病、唾液量の減少などがあげられます。これらに適切な処置を施すことによって、口臭は改善されます。自覚症状の乏しい歯周病に、口臭を指摘されて気づく例はよくあることです。

最近では高齢者の介護者からの訴えもあります。多くは口腔清掃不良が原因です。要介護高齢者の口臭の改善は、介護者との良好な関係にとっても大切なことでしょう。

現在、口臭予防と銘打って多くの洗口剤、歯磨剤などが売られていますが、成分によってその効果にずいぶん差があります。また、舌ブラシも売られていますが、使用法を間違えると逆効果となります。口臭でお悩みの方は、まず口臭外来で専門家の診断を受け、適切な処置を受けられることをお勧めします。

＊電話によるお問い合わせ先
九州歯科大学予防歯科
☏〇九三－五八二－一一三一（内線一二五三）
電話の受付時間　午前八：三〇～一二：〇〇
午後一：〇〇～三：三〇
（土・日および祝祭日を除く）
九州歯科大学予防歯科学講座ホームページ
http://www9.ocn.ne.jp/~yodou/

【第5章・参考文献】

（1）労働省労働衛生課監修『産業医の職務　Q&A』財団法人産業医学振興財団、一九九四年、66－69頁。
（2）安東俊介、菅野信子、松尾静子、曾我佳代、小野理律子、甲斐智恵子、安東美幸、坪井峯男「大分県における歯周疾患と歯磨き指導に関する研究（第1報）」（第一二回大分県地域保健学会プログラム、一九九五年）
（3）安東俊介、安東美幸、板東恵子、伊藤順子、森真由美、上野睦子、大久保理恵、小泉堅、福田敏博、後藤秀之、山口健司「口腔清掃習熟度に関する研究――かかりつけ歯科医を目指して」（第一八回大分県地域保健学会プログラム、32－33頁、二〇〇一年）

第6章

口の病気をめぐって

歯科医院で簡単にできる「むし歯のリスク検査」

重藤弘之／越宗紳二郎

世の中にはむし歯になりやすい人、なりにくい人がいます。甘いものをたくさん食べても、歯を磨かなくても、むし歯にならない人。逆に一生懸命歯を磨いても、甘いものをひかえても、むし歯になってしまう人。この違いはどうして起こるのでしょうか。

むし歯ができるのにはいくつかの条件があります。その条件を改善することができれば、むし歯になる危険度（リスク）を減らせます。最近では、国内外の数社からむし歯のリスク検査キットが販売されており、歯科医院で簡単にむし歯になるリスクを調べることができます。むし歯のリスク検査は一人ひとりのむし歯予防対策を考えるうえで、大変役に立ちます。私は北九州市戸畑区で歯科医院を開業していますが、今回は私が使っているむし歯のリスク検査について簡単に説明しましょう。

むし歯のリスクを判定するための八つの要素

私が使っているむし歯のリスク検査では次の八つの要素について問診・検査を進めていきます。

①むし歯の経験

過去にむし歯がたくさんあって治療した経験のある人や、今も治療していないむし歯がある人は、これからもむし歯になる危険性が高いと判断します。

②プラーク（歯垢）の量

プラークがたくさんついたまま放置している人は、少ない人よりもむし歯になる危険性が高くなります。

③ミュータンス菌の数（むし歯菌の比率）

ミュータンス菌はむし歯をつくる主役です。この菌が多ければ危険性が高くなります。

④乳酸桿菌《かんきん》の数

乳酸桿菌はむし歯の穴が大きくなるのに関わっています。乳酸をつくって歯を溶かします。

⑤唾液の量

唾液は細菌がつくり出した酸を中和して洗い流す働きがあります。唾液量が少ないとむし歯になる危険性が高くなります。

⑥唾液の酸性度（緩衝能）

唾液の酸性度は、唾液が細菌のつくった酸を中和する能力（緩衝能）に関係します。酸性に傾いているほど危険です。

⑦フッ素の使用状況

フッ素は酸に強い（溶けにくい）歯をつくります。また、ミュータンス菌の繁殖を抑制します。

⑧一日の飲食回数

飲食回数が多い人は、むし歯菌への栄養補給と細菌が酸をつくるための糖質を頻繁に補給することになるので危険性が高くなります。

実際の検査手順

それでは実際の検査の流れをみていきましょう。

①問診

一日の飲食回数、フッ素の使用状況などに答えていただきます。

②口腔内診査
むし歯の経験、プラークの量などを診査します。
③唾液検査（サリバテスト）
「むし歯のリスク検査」の中心です。唾液の量、酸性度についてその場で判定し、ミュータンス菌および乳酸桿菌の数については後日（約一週間後）結果が報告されます。

　まず専用のガムを噛みながら五分間に流れ出る唾液量（刺激唾液といいます）を測定します。次にこの刺激唾液の一部を使って唾液の酸性度を測定します。この後、専用の滅菌キャップ付き綿棒を採取した唾液に一〇秒浸して取り出し、キャップをすれば検査は終了です。

　検査だけであれば開始から終了まで一〇分程度で終わります。

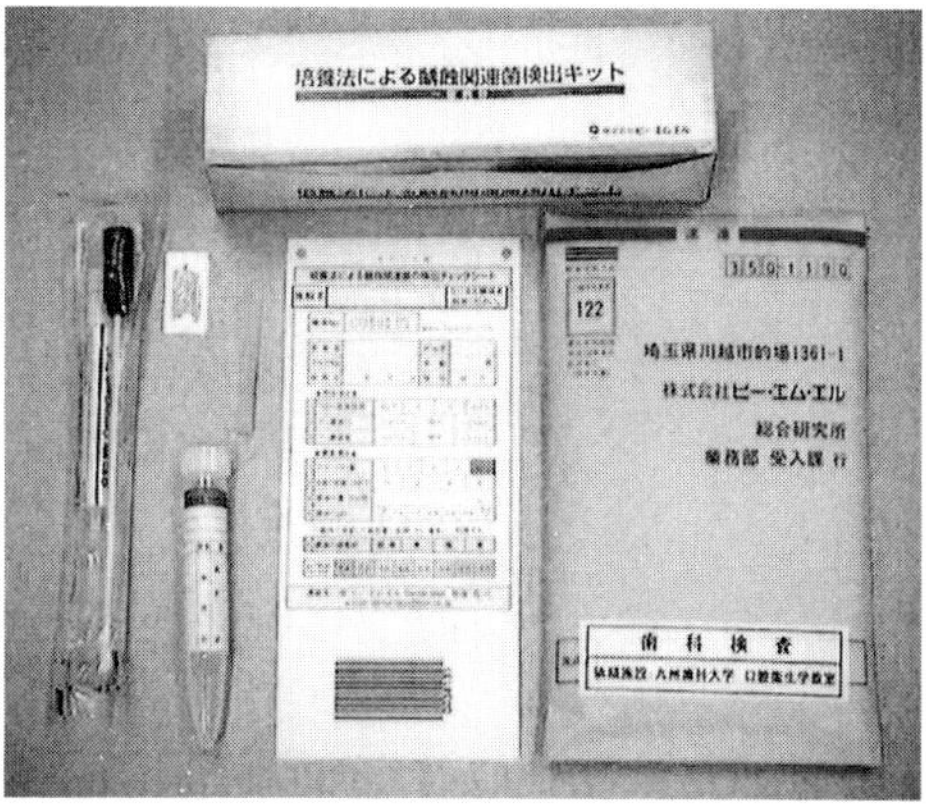

むし歯のリスク検査キット

④検査結果の説明
　検査結果はわかりやすいカラーのグラフと表になって戻ってきます（図1）。表の星印が右にあるほ

ど、またグラフの青い線の輪が小さいほどハイリスク（危険度が高い）です。実際にはリスクの合計スコア、むし歯菌の比率、ハイリスク項目（条件）などについて検討し、改善できる条件について具体的な対策を考え、一人ひとりに合った「むし歯予防プログラム」をつくっていきます。

以上、「むし歯のリスク検査」について簡単にお話しました。「百聞は一見に如かず」です。ご存じだった方もそうでなかった方も一度検査を受けてみてはいかがでしょうか。とくに妊娠中、あるいは小さなお子さんをお持ちのお母さんは、子どもさんと一緒にぜひ一度受けてみましょう。

図1　むし歯のリスク検査報告書（カリエス検査報告書）

カリエス検査報告書

検体No.	0035851	受付No.	DE00622-10435
施設	九州歯科大学付属病院予防歯科	担当医	粟野
受診者	[redacted]	性別/年齢	女　25才
カルテNo.		採取日	2001年01月31日
依頼日	2001年02月03日	完了日	2001年02月05日

検査項目	検査結果	スコア	ノーリスク	ローリスク	リスク	ハイリスク
1日の飲食回数	5	2			★	
フッソの使用状況	なし	3				★
フッソ洗口	していない	——				
フッソ塗布	していない	——				
プラークの量	2	2			★	
虫歯の経験(DMFT)	6	3				★
唾液の量(ml) / 5min	10.0	1		★		
唾液のpH	7.4以上	0	★			
唾液の緩衝能	即青	0	★			
乳酸桿菌数	500以下	0	★			
（対数）	2.7以下	——				
う蝕菌比率(%)	3.3	2			★	
ミュータンス菌数	9,000	——				
（対数）	3.9	——				
総レンサ球菌数	270,000	——				
（対数）	5.4	——				
合計		13				

う蝕菌比率 ＝ ミュータンス菌数 / 総レンサ球菌数

カリエス　チャート

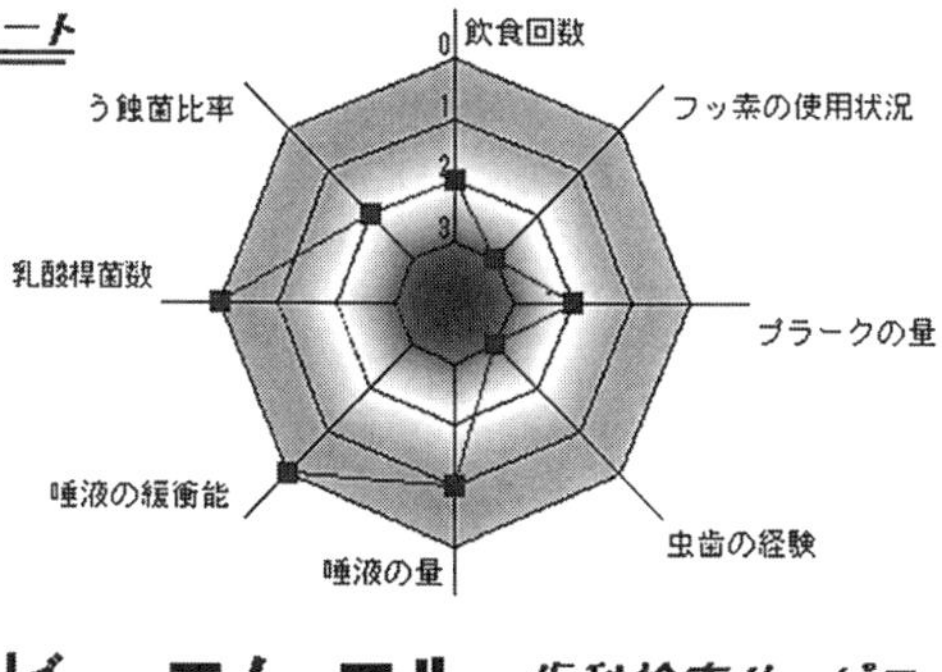

ビー・エム・エル　*歯科検査サービス*

検査責任者　瀬戸　勇　　http://www.dental-labo.bml.co.jp/

慢性関節リウマチ患者の顎関節症

山川摩利子

慢性関節リウマチとは

慢性関節リウマチとは、関節の炎症と痛みが次第に全身に広がり、進行すると関節が変形し、身体障害が出る病気です。三〇歳から五〇歳代の人がかかりやすく、しかも一対三の割合で女性に多く発現します。原因としては、体質、遺伝、環境、感染、免疫異常などが考えられます。そのうえ、天候、湿気、過労、精神的ストレスがリウマチを悪化させる要因となります。

リウマチの診断はアメリカリウマチ学会の診断基準に基づいてなされます。それによると、次の七項目のうち、四項目以上あてはまるとリウマチと診断します。

・朝の関節のこわばりが一時間以上、少なくとも六週間続くこと

・三領域以上の関節の腫脹《しゅちょう》が、少なくとも六週間以上続くこと
・手関節、中手関節、または近位指節間関節の腫脹が少なくとも六週間以上あること
・対称性の関節の腫脹
・リウマトイド結節
・正常人の五％以下しか陽性とならない方法での血清リウマトイド因子の陽性
・リウマチに定型的な、骨《こつ》びらんあるいは明確な骨脱灰像《こつだつかいぞう》を含む手のX線所見

リウマチは多発性関節炎によって、全身の関節に症状がでます。はじめはこわばりで、次第に腫れと痛みがあらわれます。進行すると関節の軟骨が破壊されて変形がおきます。顔の唯一の関節である顎関節《がくかんせつ》にも、口が開けにくいとか、口を開けると痛いなどの症状がでます。リウマチの経過は慢性的に進行するため、療養期間が長くなります。

リウマチの治療

リウマチの進み具合や病態に応じて、基礎療法、薬物療法、リハビリテーション、外科療法があります。

①基礎療法

睡眠、ストレス解消など、心身の安静と適度な運動を行います。偏食せずに栄養をとることも大切です。

②薬物療法

腫れや痛みを取り除く薬、異常に高くなった免疫の働きを抑え正常にする薬などを使います。例えば非ステロイド性鎮痛剤、ステロイド剤、抗リウマチ剤などです。

③リハビリテーション

温泉、水、温熱などを利用した物理療法や筋肉強化訓練、起立・歩行訓練、リウマチ体操など関節の機能や筋力の維持を目的とした運動療法があります。

④外科療法

滑膜切除術と人工関節置換術が代表的な手術です。関節の痛みや変形を修復することでＱＯＬ（Quality of Life）を高めることができます。

リウマチと顎関節症状

リウマチが進行すると、口を開けにくいとか、口を開けると痛い、といった症状がでてきます。熊本市立熊本市民病院では、平成九年四月から一〇年三月までに同院リウマチ科外来を受診・治療を受けた患者のうち四〇歳から六九歳の女性患者一四二名を対象として、

表1　リウマチ群と対照群の顎関節症状の比較

症　　状	リウマチ群(142名)	対照群(143名)
顎関節部の圧痛	13	11
クリッキング	18	30
クレピタス	51	7
開口障害 (切歯間距離35㎜以下)	21	17

リウマチ患者(リウマチ群)の顎関節の状態を調べました[1]。あわせて同年代のリウマチでない女性(対照群)一四三名についても同じ調査を行いました。

①調査内容

口がどのくらい開くのか(開口度)、口を開けるときに顎関節に音がしないか、あるいは痛みがないか、X線写真上で顎関節に変形はないか、といった項目を診査し対照群と比較しました。さらにリウマチの重症度との関連も調べました。

②結果

リウマチ群と対象群の顎関節症状を比較したところ、関節の雑音、とくにクレピタスという、顎関節に変形がおきるとでてくる音が、リウマチ群で五一名に見られました。対照群では七名ですから、ずいぶん多いことがわかります(表1)。

顎関節症という疾患は、日本顎関節学会の診断基準に基づいて症状的に五型に分類されます。リウマチ群でもっとも多かった顎関節の症状は、変形性顎関節症と呼ばれるものでした。X線写真で顎関節の部分に変形がおきていることが確認されました。

次に、リウマチと顎関節症状との関係ですが、重症度が高くなると顎関節症状も強くなるようです。

今回の対象となったリウマチ群の平均の罹病《りびょう》期間（病気にかかってからの期間）は一年六か月でした。五年以下というのが多かったのですが、最も短くて五か月、最も長いのが五〇年四か月でした。この期間を五年ごとに区切って顎関節症状の有無を比較すると、やはり期間が長くなるにつれて症状のある人の割合が高くなっていることがわかりました。

顎関節症状を減らすには

咀嚼や会話が適度な運動になっているので、顎関節にはリウマチの影響は少ない、といわれることがありますが、今回の調査結果のようにリウマチが進行すると、顎関節にも症状がでてくることがわかりました。リウマチにかかったら、早い時期から顎関節の機能訓練にも取り組んでいただきたいものです。

私の病院での機能訓練はまず、開口訓練です。炎症があるときは控えめにして、リウマチの症状が落ち着いてから始めます。癒着がある場合には、内視鏡を使って癒着した部分をはがします。さらに、顎関節の負担を和らげる目的で、マウスピースを装着する方法もあります。いずれにしても、リウマチ科の医師と連絡をとりながら対応していく必要があります。

リウマチが進行すると、顎関節だけでなく、手指の動きが悪くなり歯みがきをすることも難しくなります。唾液がでにくくなり、むし歯や歯周病の危険性も高くなります。リウマチ患者にとってかかりつけ歯科をつくることは口腔ケアのためにも必要といえます。

筑豊でのガン検診

福田仁一

口のガンとは

ガンは、体を形づくる正常細胞が変異してガン化することで生じる病気です。

口の中にできるガンを口腔ガンと言いますが、ガンは歯以外のあらゆる場所にできます。ガンができた場所の名前を取って上顎ガン、下顎ガン、舌ガン、口底ガン、口唇ガン、頬粘膜ガンと呼びます。いかにも多くのガンがあるように見えますが、口腔ガンは全ガンのうち約二%と発現率は低いのです。口腔ガンの半数は舌ガンです。

口腔ガンの症状としては、痛みが最も多く、そのほかにしこり、腫れ、出血、歯の動揺などがあります。形は、盛り上がって膨らんでいるもの、潰瘍をつくるもの、境界がはっきりした灰白色で平板状になるもの、表面が光沢を有する赤いビロード状になったものなどいろいろです。

原因は不明なことが多いのですが、誘因として喫煙や飲酒の習慣、治療していない欠けたままの歯、あるいは不適合な義歯のような補綴《ほてつ》物による、粘膜への慢性的機械的刺激などがあげられます。

治療法としては、手術でガンを取り除く外科療法、放射線をガンに照射して焼ききる放射線療法、抗ガン剤によってガン細胞をたたく化学療法などが主に行われていますが、そのほかに生体の防御反応を薬によって高める免疫療法、ガン細胞が正常細胞より温熱に感受性の高いことを利用した温熱療法などが併用されます。

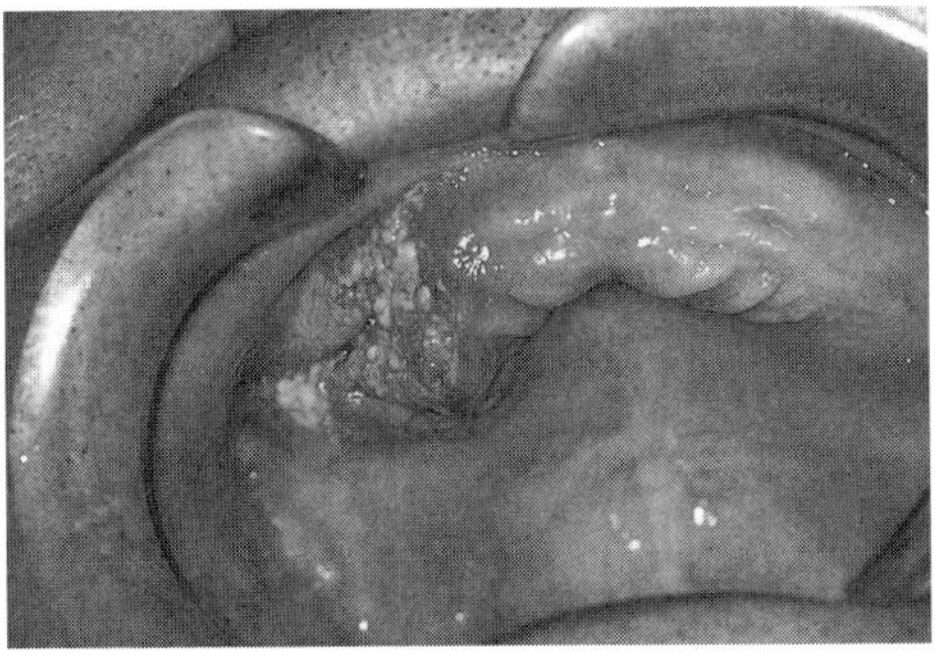

74歳男性　右上顎にできた上顎ガン

ひとたび口腔ガンにかかると、食物を噛むこと（咀嚼）、話をすること（発音）といった機能に障害が起こるだけでなく、みため（審美）の障害も大きく、日常生活に大きな影響を及ぼします。

最近の医療技術や医薬品の進歩から、早期に発見できると治る率がずいぶん高くなっていて、例えば大きさが二㎝以内のものですと五年生存率は約九〇％です。このことから口腔ガン検診を行い、早期に発見することは大変意義深いことなのです。

口腔ガンは、口の中という直接見て判断できる場所ですが、発現率が低いため開業している歯科医師の先生で一生のうち一度も診たことがないという方もいます。そこで検診は、常日頃ガンの診察や治療をよく行っている経験豊富な歯科医師が診察をする必要があるのです。

口のガン検診を始める

私は平成二年、飯塚歯科医師会の要請で、飯塚市と山田市を対象に口腔ガン検診を開始しました。これは、飯塚市、飯塚医師会、飯塚歯科医師会、西日本新聞社の共催で行われた健康展の一貫として飯塚歯科医師会が企画したのが最初です。

平成二年は二日間にわたり、飯塚井筒屋で行われました。私が一人で検診をするため第一日目は長い行列が続きました。そこで翌年からは予約制にして、一日四〇名までとし、二日間にわたって検診を行いました。

その後、検診を行う地域は漸次拡大されていき、平成一三年には、一市嘉穂郡八町すべての町となりました。

平成五年から平成一一年の六年間の口腔ガン検診受診者の統計資料から一部を紹介しま

すと、受診者数は九九二名で、男女比は男性一に対して女性三・七と圧倒的に女性が多く受診しました。またガン年齢といわれる年代の人が多くなっていました。受診理由は、市町村の広報誌を見て検診のあることを知り、予防のために受診した人が多く、なかには悪性疾患を疑う人や、口腔内に違和感がある人もいました。診断としては約三〇％になんらかの異常があり、多くは舌痛症、口腔乾燥症、骨の異常形態などでしたが、三名にガンが、一三名に前ガン病変がみつかりました。ガンの誘引となりうる喫煙や飲酒、使用している義歯の不適合などについてはまだ全体の数が少なく、統計学的にはっきりしたことはいえません。

この結果をみると、口腔ガンに対する意識の変化が少し芽ばえており、この検診が口腔ガンについての啓発的役割を果たしているものと思っています。ただガン罹患率の低さから、予防目的の健診効果は乏しいのですが、ＱＯＬに直接かかわる病気ですから、今後も口腔ガンに対する保健指導を行っていこうと思っています。

舌のセルフチェック

柿木保明

舌には、全身の変化が表れやすいことから〝全身の鏡〟といわれ、古来舌診《ぜっしん》は東洋医学や中医学の分野で重要視されてきました。これは、舌の色や形、舌苔《ぜったい》の色や量などが全身状態や体質と関連しているからで、全身疾患の早期発見や予防のめやすとして有用です(2―4)。

舌で何がわかるのか

舌の形や色の観察から、症状の進行度、熱や冷え性の有無、精神的な因子や体調の程度、血液の状態、体液の状態などを診断します。とくに、診断法の性格上、上部消化管の状態や、血液の状態、体液や水分の状態、熱や冷え性の状態などがよくわかるとされています。実際の舌診では、そのほかの所見を加えて総合的に判断します。

舌質《ぜっしつ》は舌体ともよばれ、舌苔を除いた舌本体部分です。血管が豊富で、表面は粘膜に覆われているため、舌粘膜の色は、血液の色を反映します。正常な舌は薄いピンク色ですが、貧血で血液中の赤血球が少ない場合は、白っぽくみえます。

一方、脱水などで血液中の水分が減少すると、血液が濃縮して赤みが増し、真っ赤な舌になります。呼吸不全や血液循環不全、鬱血が生じると、赤黒い舌になります。

腫れぼったい舌は、水分代謝や浸透圧の異常で、体液が停滞し舌体を満たした状態で、これが持続すると、舌の辺縁部に歯の圧迫痕がみられるようになります。

溝のある舌は、血液成分の不足や、血液・水分の流れが阻止された場合にみられ、貧血や血液の栄養状態低下で粘膜の再生力が部分的に弱った状態です。

平滑舌は、舌乳頭が萎縮して光ったように見える舌で、鉄欠乏性貧血などでみられます。

舌表面に赤黒い小さい斑点がある場合は、茸状《じじょう》乳頭内の毛細血管が鬱血して循環不全を起こしている状態で、冷え性や筋肉の鬱血しやすい人に多くみられます。また、舌の先端のみが部分的に赤い場合は、咽喉頭部の循環不全や風邪の初期症状が考えられます。

舌下部静脈の拡大や蛇行は、肝機能障害や心不全、高血圧などでみられ、毎日飲酒している人の七五%に症状が見られます。

舌苔

舌苔は、糸状乳頭が角化して伸び、剝離細胞や粘液、食べかす、細菌などが付着したものです。糸状乳頭の栄養血管に糖分やタンパク質が多くなると、角化して伸びてきます。正常な舌苔は、薄くてほとんどない程度で、色はわずかに白い状態です。舌苔が全くないのは異常で、栄養状態の低下や乾燥、脱水が考えられます。舌苔が伸びて多い場合は、胃潰瘍や消化管が弱った状態を示し、喫煙者の場合も多くなります。舌本体が全く見えないほど厚い苔は、症状や病気が進行した状態で見られます。したがって、舌苔は、強い力で除去しなくても、全身状態が改善すると、自然に薄くなります。

舌苔の色は口腔環境や口腔内細菌と関連して変化します。熱があるときは、舌が黄色く変化し、熱が下がると元に戻ります。胃潰瘍の場合は、白くて、湿った舌苔になります。これは、舌苔内にすむ細菌が出す色素や真菌《しんきん》(カビ)の繁殖などと関連しており、水分低下や熱があるときは、黄色色素産生菌が増加するからです。舌苔が黒くなる黒苔は、急激な口腔乾燥の時によくみられ、高熱、毒素刺激などで糸状乳頭の角質の突起が長くなり、黒色の角化細胞などが出てくることが原因です。

舌苔の乾燥は、唾液量減少や熱性疾患でみられ、湿った舌苔は、浸出液や粘性の唾液であることを示します。地図状舌は、全身状態が不安定な場合にみられ、心因性疾患やストレス抵抗力低下の場合にみられます。

舌は、自分で観察できる体の一部です。セルフチェックで、全身状態を知ることができます。毎日の健康維持に活用しましょう。

【第6章・参考文献】

（1）Yamakawa M, Ansai T, Kasai S, Ohmaru T, Takeuchi H, Kawaguchi T and Takehara T :Dentition status and tem-poromandibular joint disorders in patients with rheumatoid arthritis.Cranio 20:165-171,2002.
（2）柿木保明、西原達次編著『歯科医師歯科衛生士のための舌診入門』ヒョーロン・パブリッシャーズ、二〇〇一年。
（3）柿木保明編著『臨床オーラルケア』日総研出版、二〇〇〇年。
（4）柿木保明「舌診からわかること―歯科臨床と口腔ケアへの応用」（「日本歯科評論、696号」二〇〇〇年）67―79頁。

第7章

地域でのリスク診断システムの確立を目指して

むし歯のリスク診断

安細敏弘

はじめに

むし歯は、いろいろな因子が相互に関連して発症するといわれている。発症に関連した因子として知られているのは、口腔内に棲息するむし歯原因菌と、甘いお菓子やジュースなど糖質の摂取であろう。一方、これまで世界中でなされた研究により、唾液やライフスタイルに関連した因子にも依存していることがわかってきた。これらの因子を「リスク因子」と呼んでいる。この章では、リスク診断によるむし歯の予防法とリスク検査を地域社会に取り入れている例を紹介する。

現在の医療の流れについて

現在の医療は、ヘルスプロモーションの理念に基づいて行われるべきものとされる。へ

ルスプロモーションは、

①個人が健康をコントロールする能力を備えること

②個人を取り巻く環境を健康的に改善すること

の二つの柱からなっている。日本をはじめとした先進国では、感染症中心の疾病構造から悪性新生物、脳血管疾患および虚血性心疾患といった、生活習慣病中心の疾病構造に変わってきた。この情況に対処するためには、まず自分の病状をチェックして、なぜこのような症状を持つようになったのか、その原因を知り、セルフチェックする能力を養うことが大切となる。

むし歯は生活習慣病であるとともに感染症である

むし歯と生活習慣との関連性についていくつか報告されている。例をあげると、

・母親が毎日歯みがきをしない家庭の子どもは、二倍むし歯になりやすい。

・一年間に二本以上のむし歯ができた父親のいる家庭の子どもは、二・六倍むし歯になりやすい。

・子どもの癇癪を慰めるためにお菓子を与える家庭の子どもは、三・四倍むし歯になりやすい。

・テレビやビデオを一日一時間以上見る家庭の子どもは、二・一倍むし歯になりやすい。
といった具合である。

また、むし歯が感染症であることも詳しい報告がある。母親の口腔内にむし歯の原因菌であるミュータンス連鎖球菌が感染している場合には、その子どももミュータンス連鎖球菌に感染しやすいので、母親が妊娠前のできるだけ早い時期に修復処置を受ける必要があるし、プロフェッショナル・ケアを含む口腔衛生状態の改善が求められるのである。

さらにいえば、規則的な生活習慣ないし健康習慣を持っているか、あるいは歯みがき習慣にしても毎日二回以上正しい方法で行っているか、といったその家族の生活習慣が、どの程度適切になされているかどうかが、むし歯発症の重要な背景要素になってくる。したがって、むし歯は感染論と生活習慣の両面からみて一種の家族性疾患であるといえる。

どのようにリスクを調べるのか

リスク因子は、唾液関連リスク因子、口腔衛生関連リスク因子、生活習慣関連リスク因子に分けられる。リスク診断は、問診・視診と唾液を検体とした検査からなる。唾液は、通常五分間に分泌された量を測り、一部を検査会社に郵送すると数日後には検査結果がインターネットで送られてくるしくみになっている。リスク診断の流れは極めてシンプルで

ある。(1)

地域でのリスク診断の例

一九九七年から沖縄県伊是名島の小中学生約二五〇名を対象に、むし歯リスク検査とむし歯予防プログラムを学校歯科の現場で行っている例を紹介しよう。

唾液分泌量、唾液緩衝能、むし歯原因菌数（ミュータンス菌とラクトバチラス菌）、飲食回数、歯垢の量などの八項目のリスク因子を点数化したむし歯リスク点数を用いて個別にむし歯予防のための保健教育と保健指導を行った。検査結果は、個人別にむし歯リスク・レーダーチャートとむし歯リスク点数の年次推移をプリントした資料を配付し、島に唯一ある歯科診療所の歯科医師がリスクを軽減する方法などについて細かい個別指導を行った。また、定期的に学校保健委員会を開くことにより、医療関係者、学校およびＰＴＡ関係者がむし歯リスクについて理解を深めてもらえるよう努めた（六〇頁参照）。

ハイリスク・ストラテジーとしてのむし歯リスク検査と成果

予防医学の手法には、ポピュレーション・ストラテジーとハイリスク・ストラテジーがある。むし歯の予防法としてはフッ素を用いる方法があり、水道水にフッ素を添加する方法はとくに米国を中心に行われている（全米の約六〇％の地域）。こうした水道水フッ素添加のような、対象を一部に限定しない集団への戦略をポピュレーション・ストラテジーと呼んでいる。一方、疾患を発症しやすい高いリスクを持った個人を対象に絞り込んだ戦略をハイリスク・ストラテジーという。

例えば、我々が調査を行った地域では、フッ素によるむし歯予防について地域住民の賛同が得にくかったこと、小中学生のＤＭＦＴが高く、一二歳児で五・七本、一四歳児で一〇・七本と全国値からみて悪い状況にあったことから、むし歯リスク検査を主体としたハイリスク・ストラテジーを進めることにした。その結果、各学年のＤＭＦＴの減少はもちろんのこと、むし歯が全く認められない、むし歯フリー者の割合が調査開始前では九％程度であったのが、四八％までに増加した。

まとめ

リスク診断をすることは、本人の意識が疾病志向（キュア中心）から健康志向（ケア中心）へと変化するきっかけとなる。本書で紹介した学校歯科の例でも、生徒自身が自らの検査結果をみて自分の口腔内状況を把握し、日常の歯みがき習慣や食生活習慣に一種の行動変容が芽ばえたことが、全体としてのむし歯が減少する結果になったと考えられる。

むし歯を、たかが口の病気と捉えるのではなく、ライフスタイルのあり方が関与した生活習慣病の一つであることを理解する必要がある。第1章でも述べたように、高齢者を対象とした調査結果から、口の健康を維持している人は全身の健康状態も良好であること、また逆も真なり、ということがわかってきた。リスク診断をできるだけ若いときから受診することにより、また自分に合ったセルフケアを日常的に行うことにより、疾病の発症と進行を遅らせることができる。リスク診断は口腔健康管理のお手伝いをする第一歩なのである。

歯周病予防のための個人・診療室・地域における基本戦略

粟野秀慈

はじめに

歯周病は、歯の表面に付着するプラーク（歯垢）中の細菌によって引きおこされる炎症性の疾患である。歯周病は大きく歯肉炎と歯周炎に分けられる。歯肉炎は歯肉に限局した炎症性の疾患であり、歯周炎は炎症が歯肉だけではなく、歯根膜、歯槽骨など歯を支える組織全体に及んでいる。

歯肉炎は幼児も含め、幅広い年齢層で認められ、組織破壊を伴う歯周炎は中高齢者に多く発症する。平成一一年保健福祉動向調査によると、歯や口の中に悩み事がある人は全体の六四％で、内容としては、歯がしみる、歯ぐきから血が出たり腫れたりする、口臭がある、歯がぐらつくなど、歯周病が原因と思われる症状が大きな割合を占める。また実際に歯肉の健康状態を調べた平成一一年の歯科疾患実態調査では、歯周病の何らかの所見を有

表1　九州歯科大学附属病院予防歯科・口臭外来で診査される歯周病のリスク診断項目

1	唾液分泌能 ①安静時唾液分泌量 ②刺激時唾液分泌量
2	唾液中の血液濃度
3	呼気中の揮発性硫化物濃度
4	唾液中の歯周病原性細菌の存在の有無
5	歯周組織検査 ①歯周ポケット深さ ②プロービング時の出血 ③アタッチメントロス
6	口腔清掃状態（プラークコントロールの状態）
7	喫煙習慣等の生活習慣の問診
8	心理テスト

も大切なことである。

セルフケアの中心は、ブラッシングによるプラークコントロール（歯垢清掃）で、時には歯間ブラシやデンタルフロスなどの補助用具も必要となる。また喫煙習慣などリスク要因となる生活習慣の改善も大切なセルフケアの一つである。

すべての人々がセルフケアを完璧にこなせるようになったら、歯周病はなくなるかもしれない。しかし実際は、セルフケアを完璧に行うことは非常に難しく、ほとんどの場合、セルフケアのみでは改善が得られない。そのためセルフ

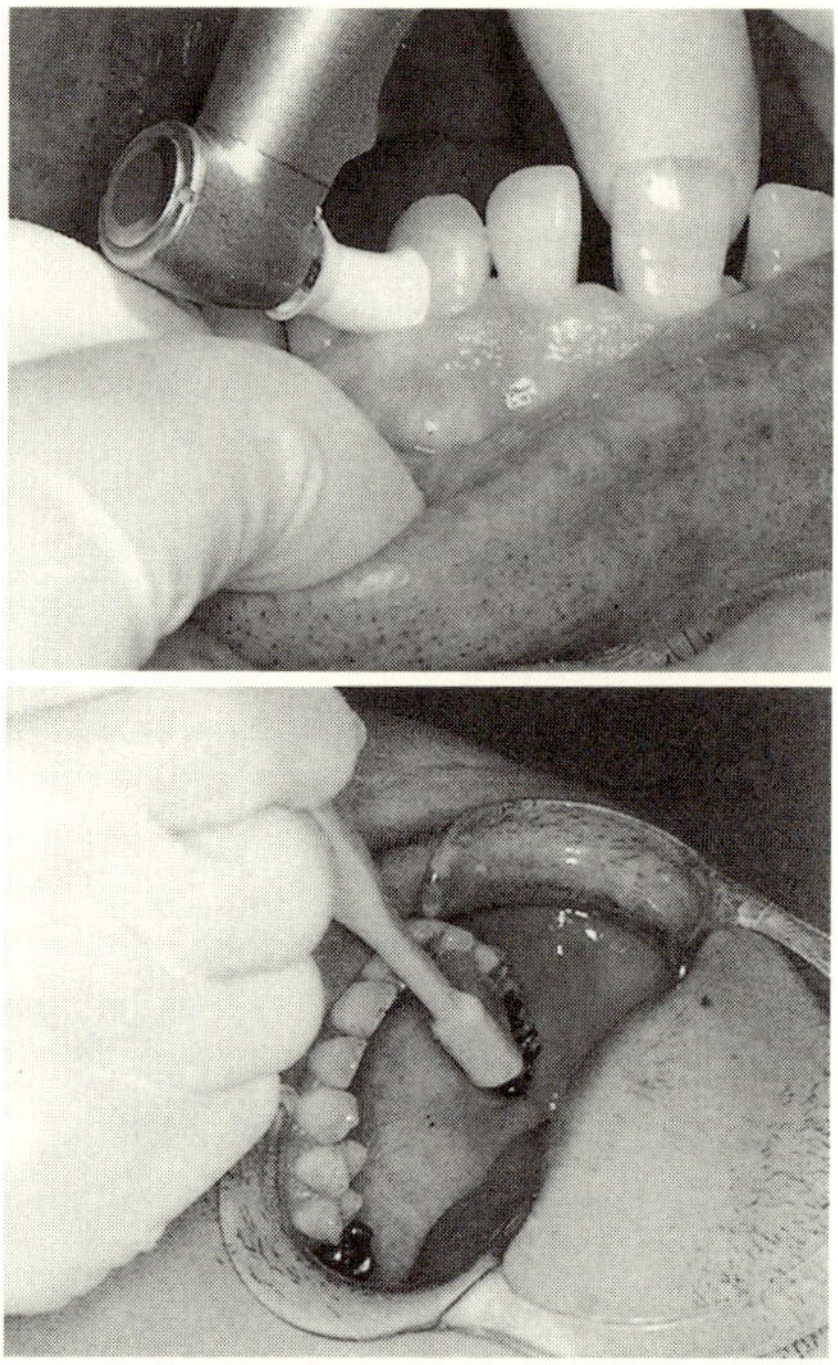

PMTC と PTC の実際

ケアを支援するための専門的なケアが必要となる。それを私たちはプロフェッショナルケアと呼んでいる。

　プロフェッショナルケアは、診療室において改善が必要なリスク要因の診断を行い、その改善のための専門的処置を行っていく。九州歯科大学附属病院予防歯科・口臭外来では、表1のようなリスク項目の診査を行っている。また専門的な処置の内容としては口腔保健指導、プロフェッショナル・トゥース・クリーニング（ＰＴＣ）やプロフェッショナル・メカニカル・トゥース・クリーニング（ＰＭＴＣ）といった専門的な歯面清掃法、カウンセリングなどが含まれる。定期的に歯科医院でプロフェッショナルケアを受けていた人は、そのような習慣がなかった人と比べ、残存歯数が多いことが判っている。欧米先進国の人々は、歯周病やむし歯の予防を目的に、高い割合で定期的にプロフェッショナルケアを受けている。しかし我が国では現在、プロフェッショナルケアを受けるために定期的に歯科医院を訪れる人はまだ多くない。八〇歳で歯を二〇本以上残すという目標を達成するためには、多くの人がこのようなケアを受ける習慣を持つことが必要であろう。

歯周病予防のための地域戦略

最近、人々はどれだけ長生きをするかということより、いかに人間らしく長生きできるか（QOL:Quality of Life）ということに関心が移りつつある。口の健康を維持することは、QOLという観点において重要なものの一つである。

より多くの人々に歯周病予防の有効な手段を講じるためには、家庭や診療室で行われる個人に対する取り組みだけではなく、集団に対する取り組み（公衆衛生教育活動）が必要となる。歯周病に対する意識改革やプロフェッショナルケアの必要性を認識してもらうためにも、集団的な歯科保健活動は有効な後ろ盾となる。

高齢化社会を迎えた我が国においては、歯周病予防対策に重点をおいた公衆衛生活動が目立つようになってきている。平成一二年からは、老人保健法による歯周病検診が、四〇歳以上の成人を対象に、骨粗鬆症検診と同様独立した検診として実施されている。市町村によって事業内容が違うので、このような活動がどれだけ住民の健康向上に役立つかは今のところまだわからない。活動の成否は、その事業主体となっている市町村がどれだけそれぞれの住民の要望にあった内容を打ち出せるかということ、地域住民がその活動自体をどれだけ認知しているかにかかっている。しかしながら現状では、これらの活動の認知度は低く、内容の修正を迫られているケースも少なくない。このことは我々が行ってきた活動についてもいえることである。今後、さまざまな媒体を通して、口の健康の大切さを啓発することと併せて、保健活動自体の広報をすることも必要といえよう。

歯周病予防を目的に行われる、集団に対する公衆衛生活動の場としては、地域とともに職場や学校などがある。現在行われている活動は、健診を中心とした健康管理と、啓蒙による健康教育とに大きく二分される。健診活動は、有病者や病気になる可能性が高いハイリスク集団をスクリーニングするためには有用な方法である。啓蒙活動は、集団全体の底上げをするために役立つ。この活動が不十分であれば、ほかの健康管理活動にも悪影響を与える。

以上のように歯周病対策のための公衆衛生活動は、まだ不十分であるが、我が国における活動の歴史は浅いので、今後活動に対する評価を行いつつ、国民にとってより有用なものへと変えていかなければならない。

【第7章・参考文献】

（1）安細敏宏、粟野秀慈、竹原直道「リスク診断に基づく新しい歯科診療体系構築のための理論と実践」「ザ・クインテッセンス」Vol.20、（クインテッセンス出版、二〇〇一年）6号115－122頁、7号107－116頁。

あとがき

我が国はもうすぐ人口増加のピークを迎えます。よほどのことがない限り、その後の人口減は止まりそうもありません。日本は縄文時代以来、人口増加のピークが四回あったといわれています。ということは今まで三回のピークアウト期があったということです。縄文晩期、平安後期、江戸後期です。

経済の活況期が人口増加の時期と重なることはよく知られています。ピークアウト期には飢餓、疫病の流行が起る一方、文化的には爛熟期を迎えます。人口増加の第四の波が過ぎたあと、どんな高度な文化が花咲くことでしょうか。医療に携わる者として健康文化の動向に興味があります。これまでの二〇世紀的健康観も大きく変わってくることでしょう。

どういう方向に向かうのか。一つの例をあげると、本書にも随所に出てくる、ブラッシング「指導」という言葉があります。最近では、歯みがきごときで人の指図は受けたくないという人が出てきました。たしかに「指導」というのはよく考えるといやな言葉ですね。指で人を導くというのは命令しているようで、素直に「ハイ」という気にならないかも知れません。もちろん別の言葉に置きかえればすむということではなく、「自己決定」をどうするかということですが……。

私も最近自己決定をせまられる事が多く、悩みもつきません。お釈迦様が亡くなる時、弟子のアーナンダが「残された私たちはどうすればいいんですか」と尋ねます。お釈迦様は「自灯明、法灯明」と答えられたそうです。「自らを灯明とし、自らをたよりとして、他人をたよりとせず、真理を灯明とし、他のものをよりどころとせずにあれ」ということらしいのです。漢字六文字がこんなに長い訳になるのも驚きですが、それはさておき、お釈迦様はこの時、長い旅の途中で、激しい下痢に冒され、死にかかっていたのです。こんな時、「どうすればいいんですか」と尋ねられても、「そんなことは、自分で考えなさい」としかいいようがありませんよね。

困難な状況を前に自分で考えるというのはとてもつらいことです。迷える小羊である私にもどうすればいいのか考え込んでしまいます。お釈迦様も助けてくれないとなると、まさに自らの力にたよってがんばるしかないでしょう。暗闇のなか、手さぐりでがんばっている、口腔保健をめざす多くの仲間たちにも今は、光あれと祈るばかりです。

二〇〇三年一月十四日

竹原直道

島田直子（しまだ・なおこ）
北九州市保健福祉局総合保健福祉センター保健所健康増進課地域保健係長，九州歯科大学卒業

邵　仁浩（そう・いんほ）
九州歯科大学予防歯科学講座助手，九州歯科大学大学院修了

十亀　輝（そがめ・あきら）
京築保健福祉環境事務所総務企画課参事補佐，九州歯科大学大学院修了

高田　豊*（たかた・ゆたか）
九州歯科大学内科学講座教授，九州大学大学院医学研究科修了

高野ひろみ*（たかの・ひろみ）
財団法人日本口腔保健協会福岡事業課課長，福岡県歯科衛生士会会長，九州歯科大学附属歯科衛生学院卒業

竹原直道（たけはら・ただみち）
九州歯科大学予防歯科学講座教授，九州歯科大学卒業

中島　健*（なかしま・たけし）
伊是名村立歯科診療所所長，九州歯科大学大学院修了

仲山智恵（なかやま・ちえ）
北九州市保健福祉局保健医療部保健医療課技術吏員，九州歯科大学大学院修了

西原達次**（にしはら・たつじ）
九州歯科大学口腔微生物学講座教授，東京医科歯科大学歯学部大学院修了

花田信弘（はなだ・のぶひろ）
国立保健医療科学院口腔保健部長，九州歯科大学大学院修了

濵嵜朋子（はまさき・ともこ）
九州歯科大学予防歯科学講座助手，九州歯科大学大学院修了

弘中美貴子（ひろなか・みきこ）
熊本市西保健福祉センター，九州歯科大学卒業

松村　潔*（まつむら・きよし）
九州大学大学院病態機能内科学講座助手，九州大学医学部卒業

福田仁一*（ふくだ・じんいち）
九州歯科大学口腔外科学第一講座教授，九州歯科大学学長，九州歯科大学大学院修了

山川摩利子（やまかわ・まりこ）
熊本市立熊本市民病院歯科医長，九州歯科大学卒業

執筆者紹介

（50音順。＊は寄稿者）

秋房住郎（あきふさ・すみお）
福岡県保健環境部医療指導課，九州歯科大学大学院修了

粟野秀慈（あわの・しゅうじ）
九州歯科大学予防歯科学講座講師，九州歯科大学大学院修了

安細敏弘（あんさい・としひろ）
九州歯科大学予防歯科学講座助教授，九州歯科大学大学院修了

安東美幸（あんどう・みゆき）
安東歯科医院副院長，労働衛生コンサルタント，九州歯科大学卒業

池田康彦（いけだ・やすひこ）
福岡県済生会福岡病院歯科主任部長，九州歯科大学卒業

伊東百合子*（いとう・ゆりこ）
福岡市立玄界小学校養護教諭，熊本大学教育学部卒業

伊波富夫（いは・とみお）
（医）富歯会，伊波歯科医院理事長，沖縄県歯科医師会監事，全国歯科医師国民健康保険組合沖縄県支部監事，九州歯科大学卒業

今泉直子*（いまいずみ・なおこ）
福岡市立能古小学校養護教諭，美萩野保健衛生学院卒業

柿木保明*（かきのき・やすあき）
国立療養所南福岡病院・歯科，九州歯科大学卒業

菊池慶子（きくち・けいこ）
陸上自衛隊国分駐屯地業務隊歯科医官，鹿児島大学歯学部卒業

郷原賢次郎（ごうはら・けんじろう）
九州歯科大学大学院生

児島正明（こじま・まさあき）
児島歯科医院院長，鹿児島県歯科医師会理事，九州歯科大学大学院修了

越宗紳二郎（こしむね・しんじろう）
九州歯科大学大学院生

小関健由（こせき・たけよし）
東北大学大学院歯学研究科　発達加齢・保健歯科学講座　予防歯科学分野教授，東京医科歯科大学歯学部大学院修了

齊藤郁子*（さいとう・いくこ）
熊本県歯科衛生士会会長，福岡県立歯科衛生士養成所（現・九州歯科大学附属歯科衛生学院）卒業

重藤弘之（しげとう・ひろゆき）
しげとう歯科医院院長，九州歯科大学大学院修了

嶋﨑義浩（しまざき・よしひろ）
九州大学大学院歯学研究院口腔保健推進学講座助手，九州歯科大学大学院修了

口腔《こうくう》保健活動《ほけんかつどう》の現状《げんじょう》と展開《てんかい》

現場レポート—福岡県からひろがる取組み

■

2003年３月31日　第１刷発行

■

編者　竹原直道

発行者　西　俊明

発行所　有限会社海鳥社

〒810-0074 福岡市中央区大手門３丁目６番13号

電話092(771)0132　FAX092(771)2546

http://www.kaichosha-f.co.jp

印刷・製本　有限会社九州コンピュータ印刷

ISBN 4-87415-434-4

[定価は表紙カバーに表示]

海鳥社の本

余命6カ月から読む本　ファイナルステージを考える会編

末期がんの告知を受け人生の最後のステージを迎えたとき，「自分の医療を人まかせにしないで，人生の最後を自ら選択，自分らしく過ごしたい」と考える患者と家族と医療者のためのガイドブック。福岡県を中心に，おすすめできる末期がん病医院リスト付き。　A5判304頁1800円

いのちをつないで　むなかた助産院からのメッセージ　賀久はつ

子産み・子育ては，本来女性が主体性を持ち，生活の一部としていたものでした。自然な形の出産こそ，その子と家族にとって最大の教育の機会となります。多くの母と子に慕われる助産婦が語る，こころを育む出産。　46判208頁1600円

ホスピスが私に残された唯一の道　中村浩子

膵臓がんでの手術，再発，転移。限られた時間を懸命に生きる夫。悲嘆の中で支える妻。そしてホスピスでの最期を選択。最愛の人との死別の痛みの中から，遺族の自助サークルを作り出し，共に癒していこうとする日々を綴る。　46判164頁1000円

風に吹かれて　一開業医の食道ガン病床雑記　久賀征哉

3年前に進行性の食道ガンと診断された開業医。手術，闘病を経て一時仕事に復帰するも，1年後に肺に転移。進行する病を見つめ，遠からぬ自らの死を見据えて，冷静に最期を受け止めようとする姿と，心の苦悩が記される。　46判202頁1800円

長寿時代　いま生きて　長崎新聞報道部

介護保険法施行を目前にして，介護の現状はどうなっているのか？　暮らしは，社会はどのように変わろうとしているのか？　私たちの老後はどうなるのか？　家族を主眼にした事例をとりあげ，高齢者との共生のあり方を問う。　46判208頁1600円

＊価格は税別